LES MOYENS

DE

VIVRE LONGTEMPS

COULOMMIERS. — TYP. PAUL BRODARD ET Cie.

DOCTEUR SAFFRAY

LES MOYENS DE VIVRE LONGTEMPS

PRINCIPES D'HYGIÈNE

Santé, moralité, bien-être, longévité.

Ouvrage contenant 53 figures

TROISIÈME ÉDITION

PARIS

LIBRAIRIE HACHETTE ET Cie

79, BOULEVARD SAINT-GERMAIN, 79

1884

A MA MÈRE

Je te dédie ce livre, parce que j'ai confiance qu'il sera utile. Si je vaux quelque chose, c'est par toi : que ceux qui en tireront profit fassent remonter à toi leur reconnaissance.

Ta vie, remplie par le devoir, t'a préparé une heureuse vieillesse. Puisses-tu trouver dans ces pages les moyens de la conserver de longues années à l'affection de tes enfants et de tes amis ! Je serai sûr, alors, d'avoir fait un bon livre.

Paris, janvier 1878.

PRÉFACE

es alchimistes ont vainement cherché l'Elixir
longue vie. La science moderne ne poursuit
une chimère en essayant de fixer les prin-
s de l'art de vivre longtemps. Cet art existe ;
e consiste point à prolonger la vie au delà
terme normal qui lui a été fixé par la Provi-
ce, mais seulement à ne pas l'abréger.
a carrière de l'homme est d'environ un siècle,
ependant la moyenne de la vie, en France,
int à peine 40 ans. D'où vient cette différence
geante entre le possible et la réalité ? Com-
t l'homme, contrariant les lois de la nature,
rive-t-il de la moitié la plus utile de sa vie ?
mort prématurée est-elle le résultat inévi-
e des grandes agglomérations humaines et

1

de la civilisation exagérée ou déviée ? Peut-on
remédier à cette calamité sociale qui compromet
la force matérielle, intellectuelle et morale des
individus et des nations ?

Nous sommes tous intéressés à ces questions.
Une science qu'il importe de rendre populaire,
l'HYGIÈNE, a pour objet leur étude et la vulgari-
sation des principes sur lesquels repose la conservation de la vie et de la santé. Par une sin-
gulière contradiction, nous proclamons la santé
notre bien le plus précieux, et il n'en est aucun
dont nous prenions si peu de soin. Cela tient en
grande partie à notre ignorance de ce qu'il faudrait faire ou éviter. Où apprendrions-nous, en
effet, cette science, cet art de la vie ? Dans les
écoles, l'enseignement de l'hygiène est négligé
entièrement ou réduit à quelques formules banales qui ne laissent pas de traces dans l'esprit et
sont perdues pour l'avenir. Une fois lancés dans
le monde, nous en suivons la routine et les préjugés, et nous nous abandonnons volontiers à
un fatalisme qui excuse notre ignorance ou notre
incurie.

Alors même que l'hygiène n'aurait pas d'autre
objet que de nous fournir les moyens de vivre le
plus longtemps possible dans toute la plénitude
de la force et de la santé, elle aurait droit à
demander place dans les programmes d'éducation

de tous degrés et surtout dans celui des écoles primaires. Mais elle ne s'occupe pas seulement de l'homme physique : il y a une hygiène de l'âme inséparable de celle du corps ; c'est leur réunion dans une seule doctrine qui leur permet de prendre pour devise : *Santé,* — *Moralité,* — *Bien-être,* — *Longévité.* Ces quatre mots résument le but de l'hygiène et celui que je me suis proposé en écrivant *les Moyens de vivre long-temps.*

Paris, janvier 1878,

LES MOYENS

DE

VIVRE LONGTEMPS

I

Origine et nature de la vie.

Qu'est-ce que la vie ? Vous êtes-vous jamais posé cette question ? Et si votre esprit chercheur ou contemplatif l'a demandé à l'ensemble ou à quelque détail de la nature, quelle a été la réponse ?

L'arbre qui élabore sa séve et croît aux dépens de l'air et de la terre, la fleur qui distille ses parfums, le lichen qui ronge le marbre, l'abeille en quête de cire et de miel, l'oiseau qui gazouille sur son nid, le bœuf ruminant sur l'herbe, les éclosions et les épanouissements sans nombre d'une journée de printemps, tout cela vous révèle sous des formes familières, avec des mouvements, des bruits, des couleurs, des senteurs, des harmonies, quelque chose que votre esprit traduit par un mot : la vie. Vous la sentez, vous la comprenez même à un certain degré, mais sans pénétrer son essence. C'est par une sorte d'intuition que vous dites : Ce champignon difforme, immobile sur cette souche de chêne, est vivant malgré son apparence inerte, mais la pierre qui gît à côté ne vit pas.

Sans avoir rien demandé à la science, et par suite d'un raisonnement dont vous ne vous êtes pas rendu compte, vous êtes arrivé à ces conclusions : la pierre ne se meut point, elle ne s'accroît point, elle ne se reproduit point; si je la brise, aucun changement ne se manifeste dans sa manière d'être; si j'examine sa structure intime, je la trouve partout la même; la pierre ne vit pas. La plus humble des plantes, un brin de mousse, un champignon, croît, se reproduit, change d'aspect : si je la blesse, les tissus se contractent et laissent suinter un liquide par la plaie; si j'étudie les détails de sa structure, j'y découvre immédiatement un assemblage de fibres, de canaux, d'organes : la plante vit. Quant aux animaux, votre impression première a été celle-ci : ils se meuvent, donc ils vivent.

Telles sont les notions élémentaires que nous possédons naturellement sur la vie. Si nous voulons aller plus loin et chercher l'explication de cette différence qui nous semble toute simple entre ce qui est inerte et ce qui vit, il nous faut étudier avec méthode les êtres qui nous entourent, petits et grands, brillants ou humbles, ne rien accepter de l'intuition, ajouter à nos sens trop limités le secours d'instruments qui les rendent plus subtils et plus sûrs, noter les résultats d'expériences nombreuses, et, partant des faits rigoureusement constatés, nous élever par le raisonnement aux lois qu'ils nous révèlent. Tels sont les procédés par lesquels on a posé les bases d'une science nouvelle, la *Biologie* ou science de la vie.

Avant d'étudier la vie dans l'homme, nous avons

besoin de nous en occuper à un point de vue général. Nous comprendrons mieux sa manifestation la plus haute, lorsque nous aurons suivi son développement et son perfectionnement depuis ses plus humbles origines. Il nous faut même, pour bien saisir la succession de phénomènes par lesquels se déroule devant nos yeux le plan de la création, remonter jusqu'aux temps où la vie n'existait encore qu'à l'état de *force*, de puissance émanée du Créateur, attendant pour s'exercer que l'ordre se fît dans le chaos selon des lois auxquels sont soumis les mondes.

Au commencement de l'existence de la terre, tous les éléments qui la composent se trouvaient confondus à l'état de gaz incandescents. Livrée à elle-même, emportée dans sa course à travers l'espace, elle subit un refroidissement graduel qui permit aux éléments, aux corps simples, tels que l'hydrogène, l'oxygène, l'azote, le carbone, le silicium, le calcium, le potassium, le sodium, le fer, le soufre, etc., de s'unir entre eux en vertu de leur affinité pour former des composés, tels que l'eau, les pierres. L'eau résulta de la combinaison de deux gaz : l'hydrogène et l'oxygène; les pierres prirent naissance par l'union intime de l'oxygène avec les métaux, silicium, calcium, potassium, sodium; le carbone, brûlant au contact de l'oxygène, produisit le gaz acide carbonique dont une partie s'unit aux minéraux.

Ce qu'il fallut de temps pour arriver à ces premiers résultats, nul ne le sait, nulle science humaine ne peut le calculer. Ce que l'on a constaté, c'est que du chaos gazeux sortit peu à peu, par refroidissement et par l'effet des combinaisons chimiques, un chaos semi-fluide qui prit lentement consistance, se solidifia graduellement pour former la croûte pierreuse du globe et se couvrit d'une mer immense par suite de la condensation d'une partie des vapeurs d'eau, de sorte que la lumière du soleil put commencer à percer la dense atmosphère qui entourait le globe encore bouillonnant.

L'ordre était sorti du chaos. Des lois se manifes-

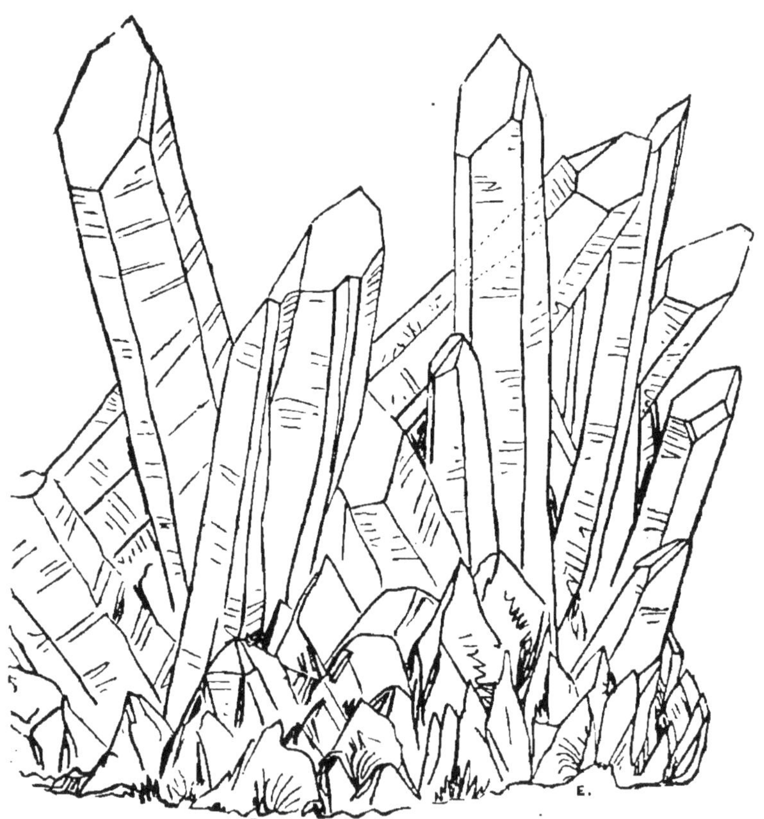

Cristaux de quartz.

taient déjà par la formation des substances et par les formes définies que prenaient fatalement les éléments des minéraux. Ce n'était point le hasard qui avait fait sortir d'un amas de gaz enflammés les pierres,

les métaux, la mer et l'atmosphère ; la forme mathématique des pierres suffisait déjà pour le proclamer :
toutes les variétés minérales rentraient dans un cadre
qui leur était imposé ; chaque molécule se groupait
de manière à constituer par l'ensemble un cristal
formé de lignes et d'angles toujours les mêmes.

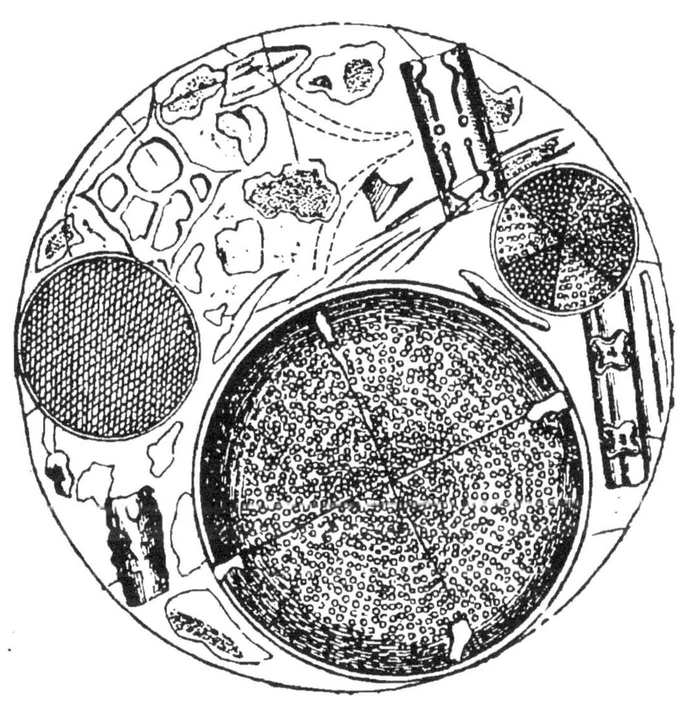

Infusoires trouvés au fond de la mer.

Ce qui se passa pendant ces périodes incommen-
surables, le chimiste de nos jours peut non-seulement
l'expliquer, mais le reproduire en petit dans son
laboratoire. Avec de l'hydrogène et de l'oxygène, il
fait de l'eau ; avec de l'oxygène et du silicium, il forme
du quartz ; avec du chlore, du sodium et de l'eau, il
reproduit le sel marin. Pourvu qu'on lui fournisse les

matières premières, il vous fait assister à une répétition infiniment réduite des phénomènes qui accompagnèrent le refroidissement graduel du globe. Mais là s'arrête sa puissance. Ce qui eut lieu dans les périodes suivantes, il est incapable de le reproduire. Une force nouvelle entra en action, elle s'empara d'une petite portion des matériaux déjà triés et classés, mit en contact un peu d'hydrogène et d'oxygène, de l'azote et quelques parcelles de minéraux, et voilà qu'au lieu d'un inerte cristal naît quelque chose qui se meut, qui grandit, qui s'use et se reconstitue à chaque instant, et qui donne naissance, ô prodige! à d'autres êtres semblables à lui. La matière s'anime, une ère nouvelle s'ouvre pour la création; c'est la vie!

La terre a conservé, dans des couches de pierres successivement formées, l'empreinte ou les restes des premiers êtres vivants assez perfectionnés pour ne pas se dissoudre sans laisser de traces; tels sont les petits animaux dit *infusoires*, dont les squelettes microscopiques, entassés de génération en génération, forment des assises épaisses de 100 à 500 mètres, et les plantes également microscopiques, les *diatomées*, dont les charpentes siliceuses constituent aussi de vastes amas de pierres.

Mais avant l'époque de ces organismes compliqués, résistants, et comparativement de grande taille, bien qu'on en puisse compter de 50 à 100 millions dans un centimètre cube, la terre se couvrit de végétaux plus simples et plus petits encore; les eaux fourmillèrent d'êtres d'une structure tout à fait primitive.

Nous pouvons nous faire une idée de la nature et de l'apparence des premiers êtres animés en étudiant ce qui se passe dans une macération de substances animales ou végétales, telle que l'eau des marécages.

Placez sous le microscope une gouttelette de cette eau, limpide en apparence, et vous y découvrez des plantes d'une structure extrêmement simple, des *Conferves*, humble tribu de la famille des *Algues*. La plupart sont formées de simples *cellules* réunies en chapelet. Malgré leur petitesse et leur fragilité extrêmes, ces plantes jouissent d'une vitalité extraordinaire et se

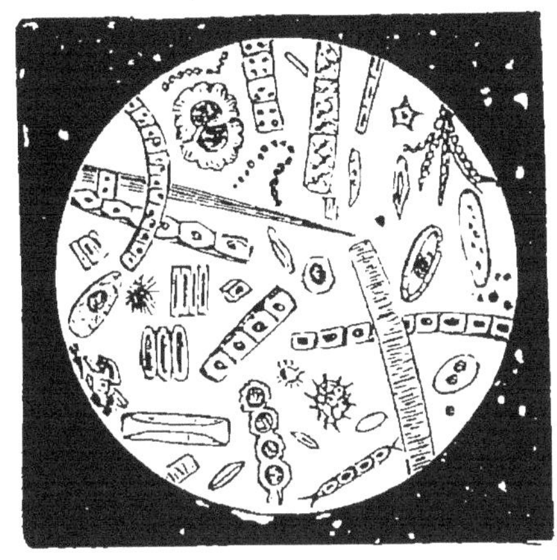

Conferves dans une goutte d'eau.

multiplient avec une rapidité dont le calcul peut à peine donner une idée. Ainsi la coloration accidentelle des eaux de la mer Rouge est due à l'apparition d'une algue infiniment petite, et la couleur rouge que présente parfois la neige dans les contrées boréales provient aussi d'une végétation microscopique.

Voulez-vous voir naître sous vos yeux ces premiers

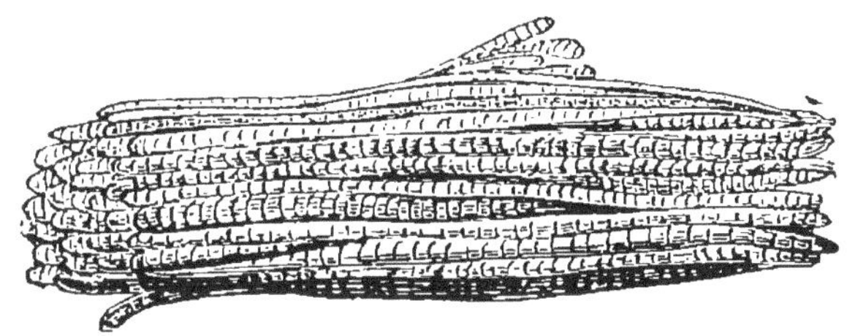

Algue microscopique de la mer Rouge.

rudiments de l'existence par lesquelles la vie prélude sur notre globe? Laissez macérer dans de l'eau, pendant deux ou trois jours, un peu de viande et des tiges de plantes, recueillez avec la pointe d'une aiguille une petite goutte de cette eau et placez-la sous le microscope. Vous verrez se former sous vos yeux les plus petits et les plus simples organismes : des *monades*, bulles organisées dont 500 millions

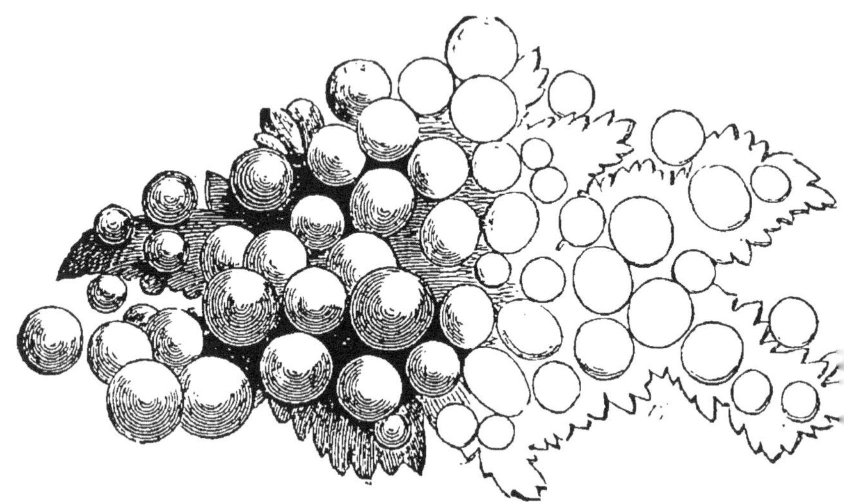

Végétal microscopique de la neige.

se meuvent dans une goutte d'eau ; des *vibrions* en spirale, des *bactéries*, tournoyant et s'agitant au milieu de corpuscules si ténus, qu'ils échappent à nos plus forts grossissements. Tels furent les premiers habitants de la terre, tels furent les premiers ouvriers qui, bravant les cataclysmes des mers mal contenues et des terres mal affermies, commencèrent à préparer, par leur action incessante, les conditions d'existence d'êtres de plus en plus perfectionnés, qui apparurent à mesure que se formait pour eux un milieu capable de subvenir à leurs besoins.

Ce n'étaient point là des tâtonnements, des essais, des préludes à des créations d'un ordre plus élevé

Le Créateur n'avait pas besoin d'expériences pour réaliser la perfection de son œuvre. Mais il entrait dans le plan éternel de la genèse que la vie se mani-

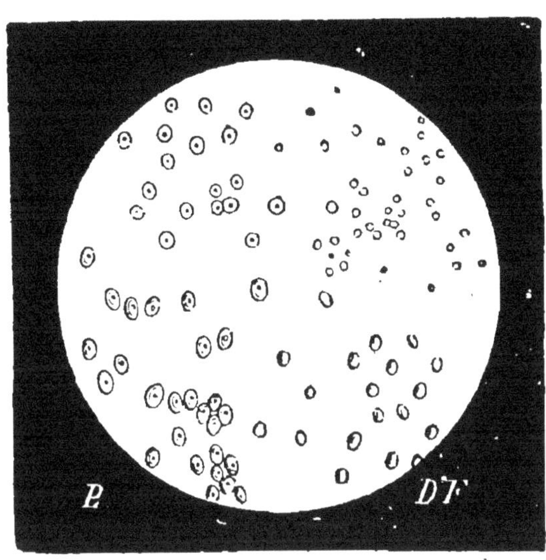

Monades

festât, aux premiers temps comme aujourd'hui, partout où elle est possible. A mesure que la croûte terrestre s'affermissait, que les eaux se séparaient,

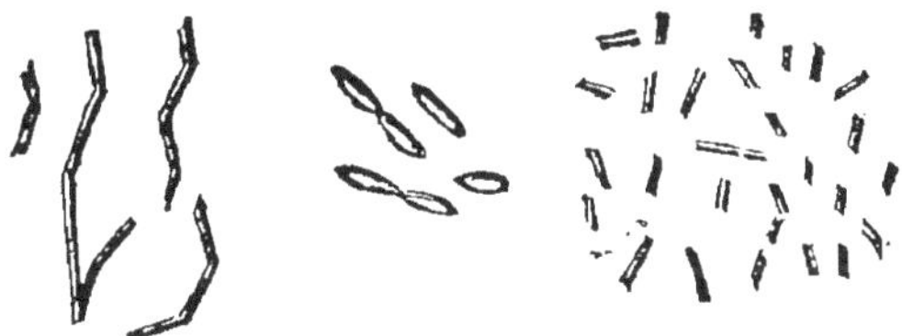

Bactéries.

que l'atmosphère s'épurait, une végétation de plus en plus puissante couvrait le sol encore échauffé par le feu central, les eaux se peuplèrent de poissons, des reptiles et des amphibies se répandirent dans les immenses marécages, tandis que les oiseaux et des

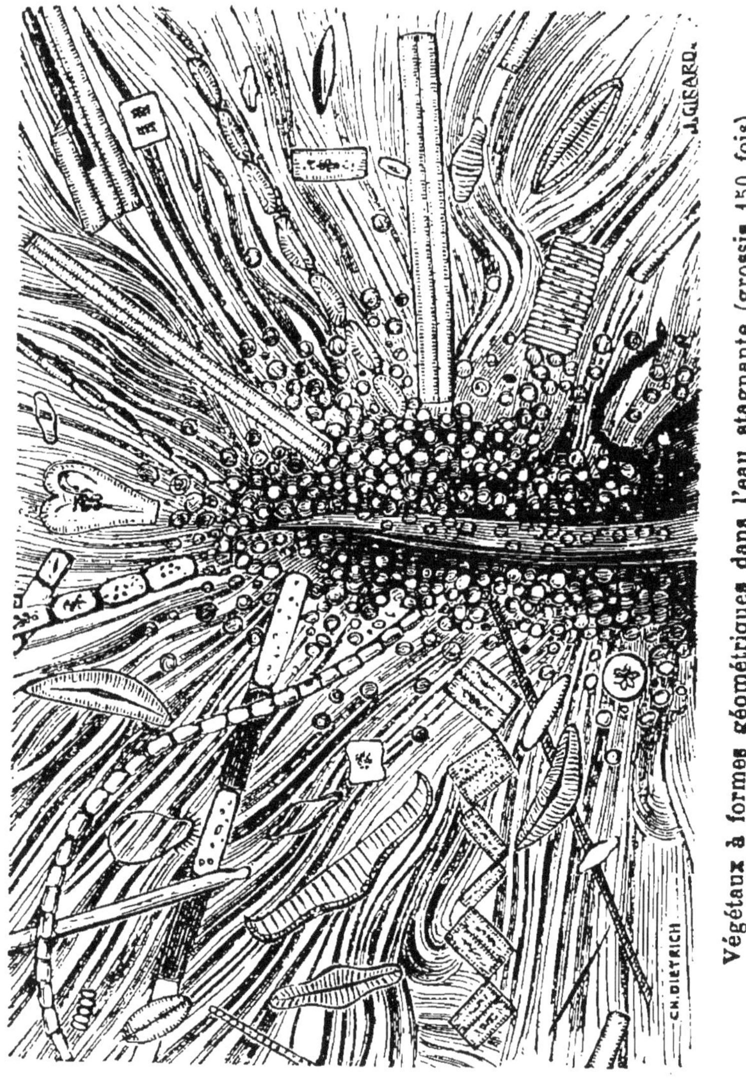

Végétaux à formes géométriques dans l'eau stagnante (grossis 150 fois).

animaux herbivores ou carnassiers prenaient possession de la terre ferme.

La géologie nous a conservé les squelettes ou les

empreintes de toute cette création des premiers âges
du globe. Il suffit de fouiller la terre pour y lire son
histoire, pour y suivre d'âge en âge le développement
de la vie, jusqu'aux temps qui précédèrent l'avénement de l'homme.

Quelle distance entre l'invisible monade et le monstrueux mammouth, plus grand que les éléphants de
nos jours; entre la conferve microscopique et les
plantes gigantesques des forêts antédiluviennes! Et
pourtant, si nous allons au fond des choses, nous
retrouvons les mêmes matériaux mis en œuvre par la
même force : l'hydrogène, l'oxygène, l'azote, le carbone et quelques sels minéraux non pas agrégés
d'après leurs affinités chimiques et maintenue par
leurs propriétés physiques, mais *organisés* par un
principe que l'homme ne peut ni analyser ni imiter,
le principe de la vie, dont le secret n'appartient qu'à
Dieu. Car, malgré leurs efforts, nos savants les plus
ambitieux n'ont jamais réussi à produire de toutes
pièces, *au moyen d'éléments n'ayant jamais vécu*, ni un
vibrion microscopique ni même une simple monade.
C'est que, dans son infinie petitesse, ce premier habitant des eaux imprégnées de matière vitale, n'est
point une simple *molécule* de matière, ni même la
parcelle la plus ténue que puissent former, en s'unissant, une molécule de chacune des substances qui
contribuent à la former; c'est une réunion de molécules composées, arrangées de manière à constituer
des tissus, des organes, c'est un être vivant, invisible
à nos yeux, perceptible sous le microscope, dont la
création n'est pas moins merveilleuse que celle d'une
baleine ou d'un cèdre.

Des *tissus*, des *organes*, voilà ce que nous trouvons
dans tout ce qui vit, plantes ou animaux. Leurs élé-

ments, autant que nous pouvons nous en rendre
compte, consistent en *cellules* qui sont comme de petits
êtres indépendants formés d'une mince membrane,

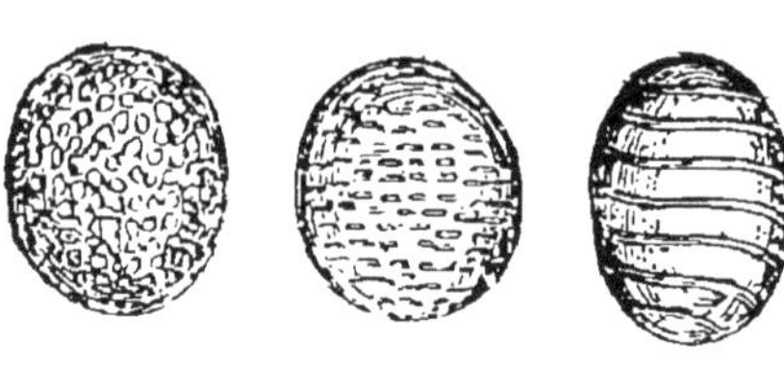

Cellules végétales.

perméable aux fluides, pleine d'un liquide dans lequel se forment des granulations aux dépens desquelles la cellule se nourrit, croît et se multiplie. Quelques plantes, comme les algues minuscules qui verdissent les pierres, sont composées d'une cellule unique; la plupart sont des agglomérations de cellules sous

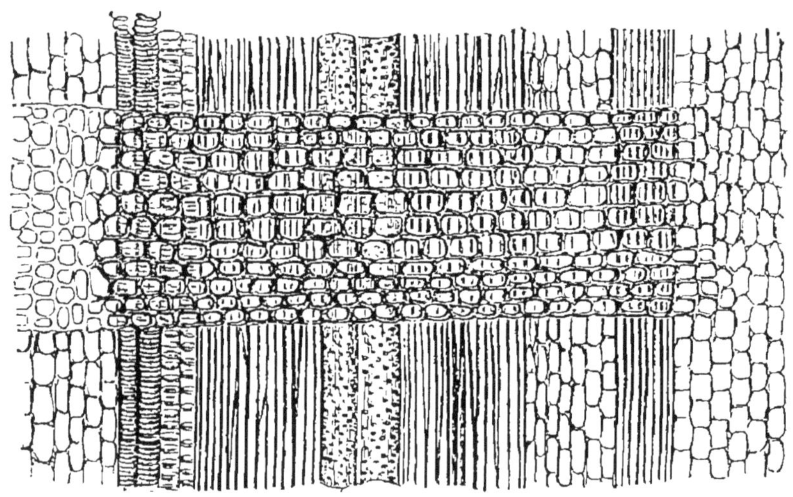

Tissus végétaux vus au microscope.

forme de *tissus* qui entrent dans la composition des
différents organes. La cellule étant infiniment petite,
il faut qu'elle se multiplie avec une prodigieuse rapi-

dité pour fournir aux êtres vivants les matériaux de leur croissance ou de leur entretien. Je vous dirai, pour vous en donner une idée, que certains champignons grossissent à raison de 96,000,000 de cellules par minute !

Chez les animaux, les éléments de tous les tissus sont également constitués par de simples cellules ; le microscope permet de les distinguer aisément, malgré leur petitesse, dans les os, les cartilages, les muscles, les nerfs. Chacune de ces cellules jouit d'une vie propre dont l'intégrité est indis-

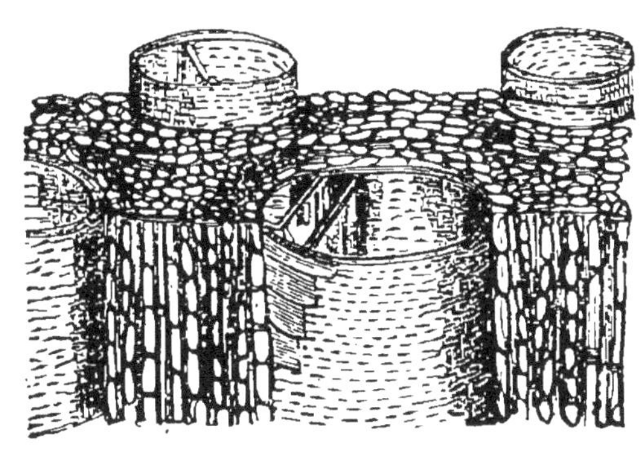

Tissus végétaux vus au microscope.

pensable à la vie de chaque organe et à celle de l'être tout entier. Et cependant, par le fait même qu'elle vit, elle use à chaque instant une petite portion de sa substance, mais l'atome consumé ou devenu inutile est immédiatement remplacé par un autre capable de remplir les mêmes fonctions, de sorte que chaque particule vivante est le siége d'une destruction incessante accompagnée d'un rajeunissement perpétuel.

Et ce qui se passe dans la structure intime des êtres, nous le retrouvons sur une vaste échelle dans l'ensemble de la création. Pour faire un brin d'herbe, que faut-il ? Du *carbone* emprunté à l'*acide carbonique* de l'air, de l'*azote* fourni également par l'atmosphère directement ou après diverses migrations, de l'*hydro-*

géne et de l'*oxygéne* en partie combinés sous forme d'eau, enfin quelques parcelles minérales, sels de chaux et de silice; du soufre, du fer, etc. La matière inerte qui a pris vie dans le végétal se trouve dans

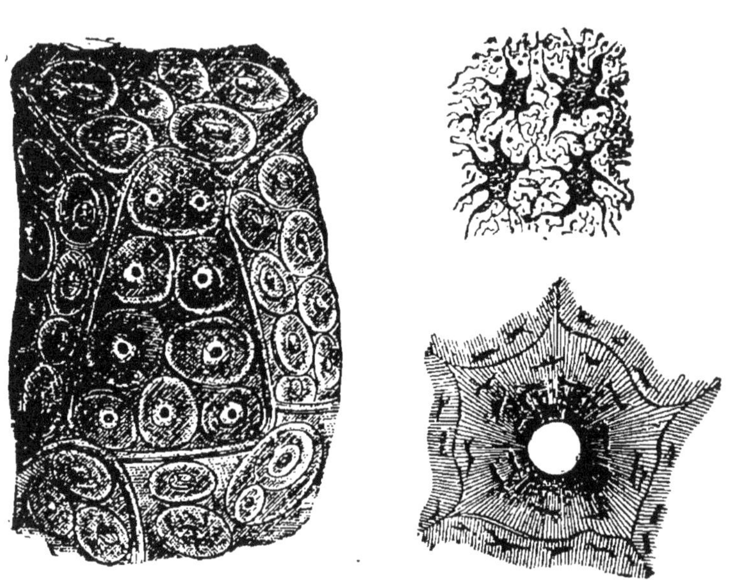

Tissu osseux vu au microscope.

les conditions voulues pour entretenir l'existence des animaux. Ceux-ci *brûlent* la plus grande partie du carbone des plantes pour entretenir leur chaleur et assimilent à leur chair, à leurs os, les parties minérales et azotées. Quand la mort s'empare d'eux, une décomposition rapide rend au sol et à l'air leurs éléments, qui passent de nouveau par la même série de transformations.

Par suite de ces mutations continuelles, chaque atome de matière peut prendre successivement toutes les formes, faire partie de toutes les familles d'êtres : il vit tantôt dans une fleur, tantôt dans un insecte, tantôt dans un quadrupède, tantôt dans un cœur d'homme. Et, quelle que soit sa demeure provisoire, il.s'adapte infailliblement aux lois préexistantes de la vie pour l'organe et pour l'individu dont il devient une part. Or ces molécules matérielles ne peuvent

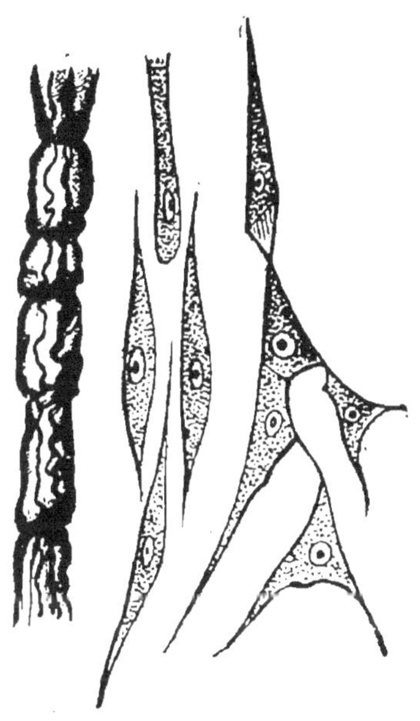

Tissu cartilagineux vu au microscope.

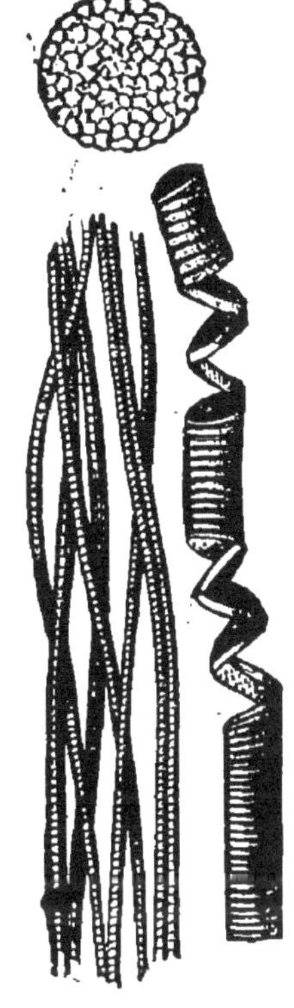

Tissu musculaire vu au microscope.

ni penser ni vouloir : livrées à leurs propres affinités, elles s'uniraient simplement en vertu des forces physiques, pour former des corps ou des combinaisons que nous pouvons reproduire dans les laboratoires ; pour qu'elles deviennent partie constituante d'un être vivant, pour qu'elles revêtent des formes toujours identiques, remplissent des fonctions immuables et subissent une incessante rénovation, il faut qu'elles obéissent à une pensée, à une volonté, à une intelligence.

Il n'y a pas besoin d'être bien savant pour comprendre cette vérité, mais aucune science humaine ne la saurait contredire. A quelque degré que nous étudiions la vie, notre esprit reconnaît que partout la matière n'est que l'instrument inconscient d'une direction suprême qui lui assigne des rôles divers depuis la roche jusqu'au chêne, depuis la monade jusqu'au cerveau humain. C'est là que la vie de la matière atteint son maximum d'intensité et de fécondité. Là elle touche la limite du matériel et du spirituel, reçoit des impressions, et, par une mystérieuse influence, permet à la plus haute manifestation de la vie, à la pensée, reflet de l'âme, d'étudier, de comprendre la vie et de faire remonter jusqu'à l'éternel auteur de toutes choses l'hommage d'une intelligente admiration.

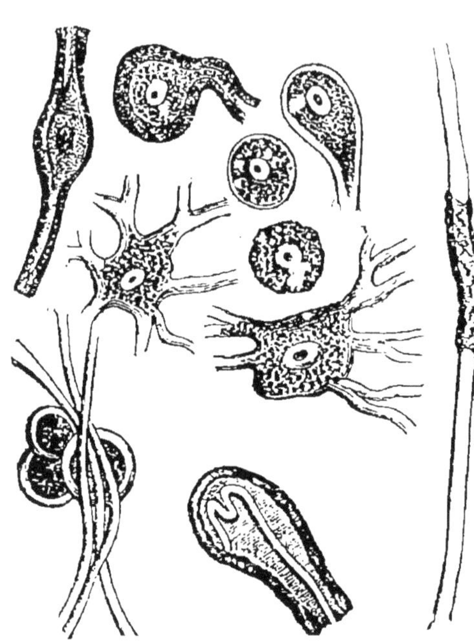

Tissus nerveux vus au microscope.

II

La machine humaine.

On a justement défini l'homme « une âme qui se sert d'un corps », ou bien « une intelligence servie par des organes », car il faut distinguer en lui, comme le dit Pascal, l'ange et la bête, l'être spirituel et l'animal. Une partie de notre être nous élève vers le ciel, l'autre nous attache à la terre. L'intelligence, l'âme, nous rapprochent de Dieu ; le corps, les organes, nous font ressembler aux créatures inférieures.

Occupons-nous d'abord de l'homme au point de vue de l'animalité, étudions rapidement les organes de la machine humaine, pour nous préparer à comprendre l'intelligence et l'âme : de la bête, nous passerons à l'ange.

Certains naturalistes ont mis leur esprit à la torture pour arriver à convaincre savants et ignorants que l'homme n'est qu'une espèce de singe lentement et graduellement perfectionné. Si on leur demande quelque preuve matérielle de leur étrange assertion, ils répondent : « Attendez, on en trouvera sans doute. » Eh bien, en attendant, je vous fais juge par la simple comparaison des squelettes de l'homme et de son aïeul supposé. Même comme animal, l'homme annonce, à première vue, une incomparable supériorité sur toutes les espèces ; il est impossible de le classer avec aucune autre, il fait souche à part depuis l'Éden ; le singe ne descend pas plus de lui par dégénérescence qu'il ne provient du singe par perfectionnement. Mais en admettant comme prouvée la doctrine du *transformisme*, pour laquelle se passionnent au-

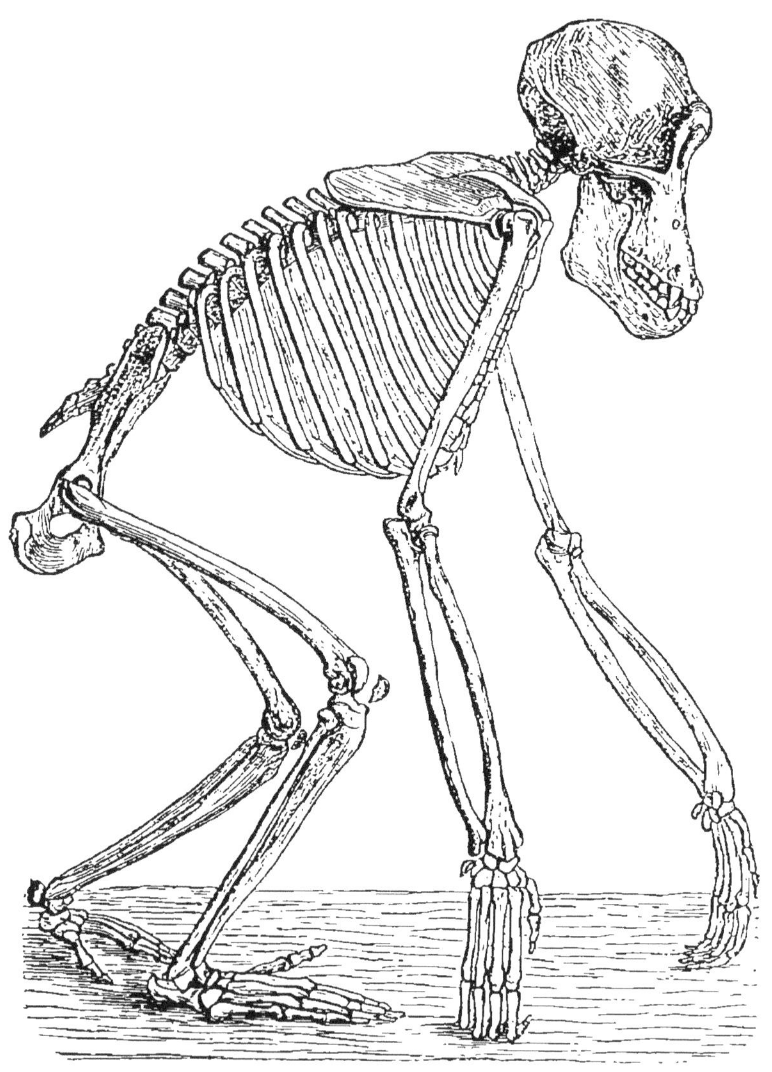

Squelette de Chimpanzé.

jourd'hui un bon nombre de savants, l'œuvre incom-
préhensible de la création n'en serait pas moins mer-

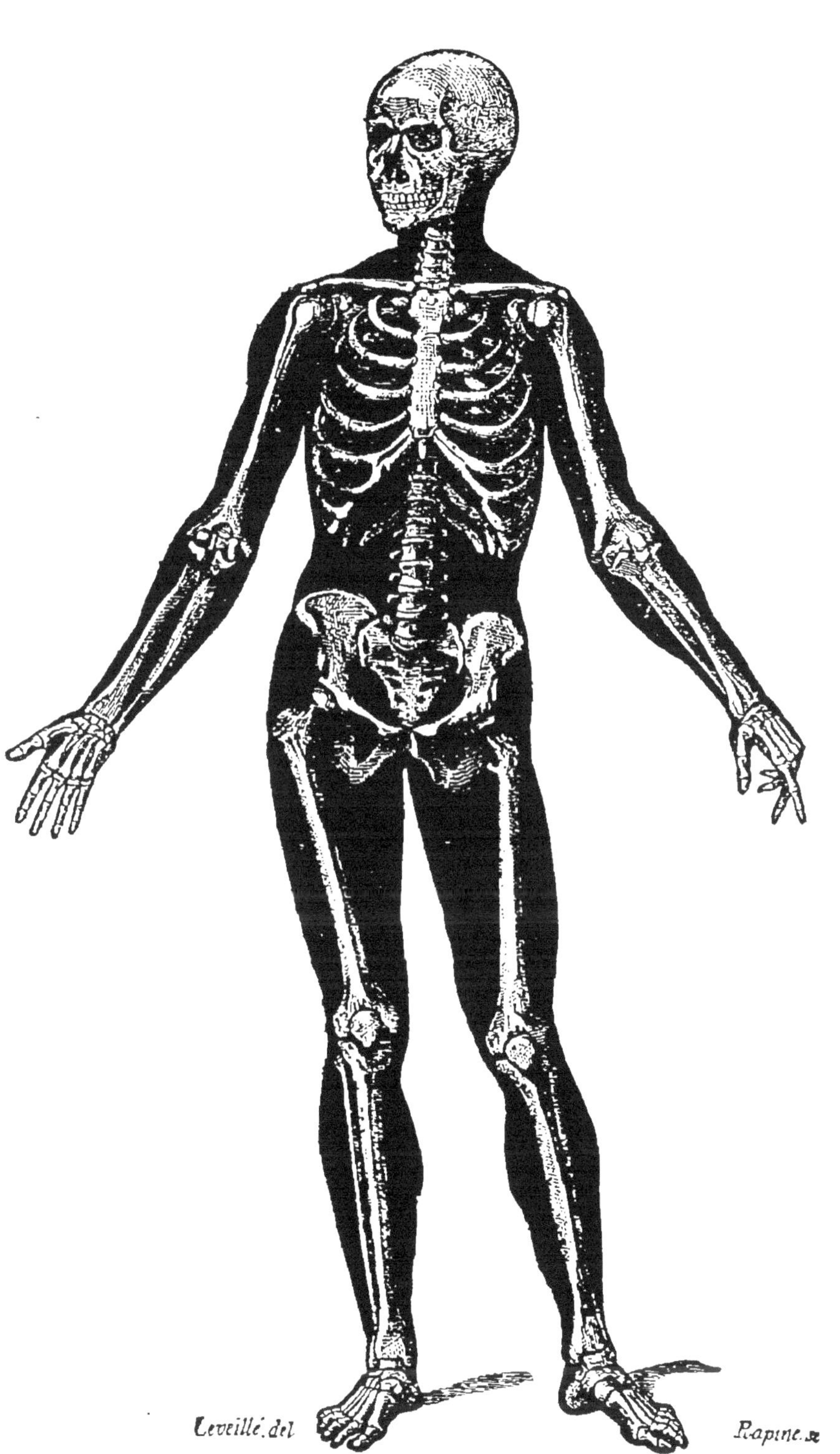

Squelette humain.

veilleuse. Entre créer l'homme de toutes pièces et créer des éléments capables de se transformer graduellement en organismes de plus en plus compliqués, de plus en plus élevés dans l'échelle des êtres, notre intelligence — incompétente en pareille matière — hésite à prononcer lequel est le plus admirable. D'ailleurs, jusqu'à preuve du contraire, nous avons tout lieu de croire que la machine humaine n'a point passé par une série de transformations progressives, mais qu'elle est sortie, dans toute sa perfection, des mains du Créateur.

Il suffit de jeter un coup d'œil sur la charpente osseuse pour comprendre qu'elle est destinée à maintenir les proportions des différentes parties auxquelles elle sert d'attache et de soutien; qu'elle est, en outre, disposée de manière à protéger les parties les plus fragiles, les organes les plus délicats. Les différentes pièces du squelette sont maintenues en rapport par des *ligaments* d'une texture très-résistante, mais doués d'une certaine élasticité, afin que les surfaces juxtaposées ou emboîtées puissent se mouvoir librement. Lorsque les mouvements doivent être étendus et variés, comme dans les articulations, les os se terminent par des *carti-*

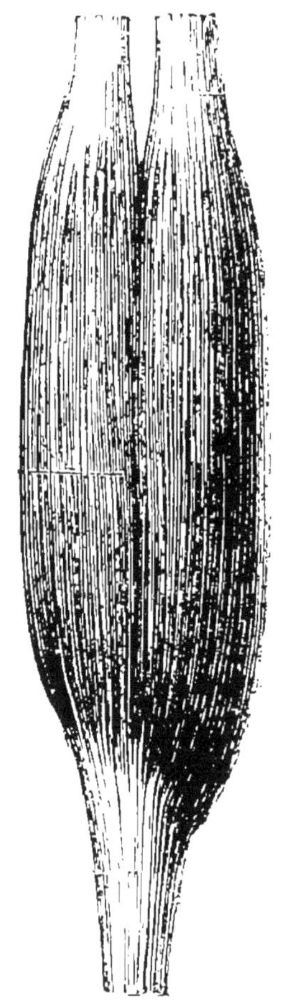

Muscle biceps du bras.

lages élastiques, polis, dont la surface est sans cesse lubrifiée par la *synovie*, liquide analogue au blanc d'œuf et qui remplit le même office que l'huile dans les rouages d'une machine.

Pour mettre en mouvement cet ensemble résistant et inerte, il faut une force : elle existe dans les *mus-cles*, fibres d'une ténuité ex-trême, réunies en faisceaux que l'on distingue dans la viande bouillie, et dont la réunion constitue la chair. Chaque muscle agit sur des points fixes des os ou d'au-tres parties au moyen d'un tissu intermédiaire fibreux et très-résistant que l'on ap-pelle *tendon* lorsqu'il affecte une forme plus ou moins arrondie, et *aponévrose* lors-qu'il s'élargit en bandes. La fibre charnue est rouge, tan-dis que les tendons et les aponévroses offrent un as-pect blanc nacré. Souvent le muscle se trouve assez loin de l'organe qu'il met en mouvement : ainsi ce sont les muscles du mollet qui font fléchir le pied au moyen d'un tendon très-fort qui agit comme un câble sur une poulie de renvoi.

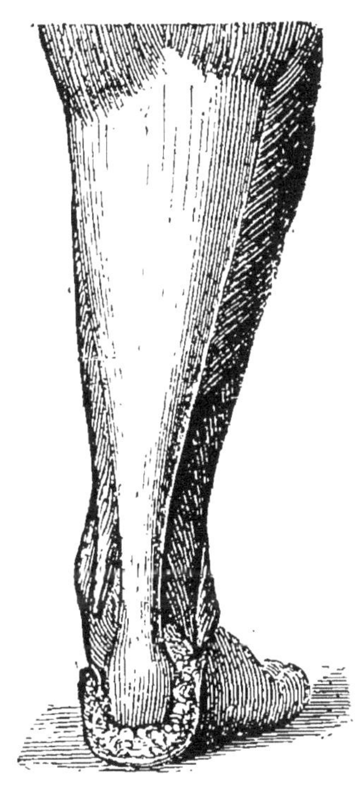

Muscle et tendon de la jambe.

Voulez-vous maintenant vous rendre compte du travail d'un muscle? Étendez horizontalement le bras gauche, appuyez les doigts de la main droite sur la masse charnue du bras qui est formée par le muscle biceps : vous sentez le muscle mobile, peu résistant, et vous pouvez en discerner la forme allongée. Si vous pliez alors l'avant-bras sur le bras, en rapprochant la main de l'épaule, vous sentez le biceps se gonfler sous vos doigts, et vous pouvez constater qu'il s'est

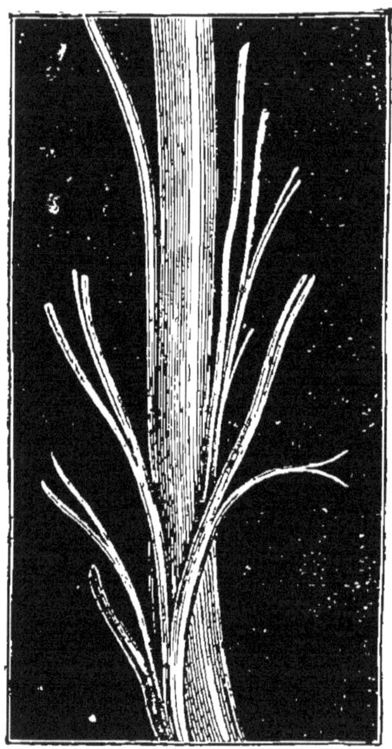

Un nerf et ses ramifications.

raccourci. Tel est, en effet, le mécanisme du mouvement. Les fibres musculaires sont contractiles, tandis que les tendons sont inextensibles : par conséquent, si le muscle attaché par des tendons à des points capables de se déplacer se trouve diminuer de longueur, il mettra en mouvement les parties mobiles ; c'est ainsi que le biceps, prenant son point d'appui sur l'os du bras, fait mouvoir l'avant-bras auquel aboutissent ses tendons.

Nous venons de voir que les muscles sont contractiles et que leur raccourcissement produit les mouvements du corps. Mais, pour qu'ils changent ainsi de forme, il faut nécessairement qu'ils y soient poussés par une force, par une influence spéciale ; leurs fibres n'entrent en action que par suite d'une excitation particulière que leur transmet un système de cordons et de fils blanchâtres qui s'insinuent dans les tissus et que l'on appelle les nerfs.

Le cerveau, la moelle épinière, qui se trouve logée dans la colonne vertébrale, constituent des centres nerveux d'où partent, comme les fils d'une station télégraphique, des nerfs destinés à mettre en action les muscles, au commandement de la volonté. Comment se transmet, le long des nerfs, l'ordre émané du cerveau? Nul ne le sait, mais il se produit sans doute quelque chose d'analogue à un courant électrique, puisque, sous l'influence de l'électricité, on fait agir les muscles de la même manière que sous l'influence nerveuse.

Il y a aussi des nerfs qui transmettent l'excitation vitale et motrice aux organes les plus indispensables, non-seulement sans l'intervention de la volonté, mais sans que nous en ayons conscience. D'autres séries de nerfs centralisent au cerveau les impressions qui proviennent de nous-mêmes, comme la douleur, et aussi celles que les objets extérieurs produisent sur nos sens. Le système nerveux constitue un intermédiaire entre la partie matérielle et la partie spirituelle; il met l'individu en rapport avec l'univers, et par lui de simples perceptions, la vibration d'une extrémité sensible de son réseau, apportent au cerveau une impression qui se transforme en idée. Il jouit même d'une prérogative plus élevée : il est le siége de pensées et de sentiments auxquels l'esprit peut donner naissance en dehors de toute sensation matérielle, de toute perception directement suggérée par le monde extérieur.

Nous avons vu que les muscles produisent les mouvements du corps, que les nerfs servent d'excitateurs pour faire fonctionner les muscles, mais d'où vient la différence entre l'os vivant et l'os mort, le muscle contractile et le muscle inerte, le nerf transmetteur et le nerf réfractaire ? Les os, les muscles, les nerfs, ne conservent leurs rapports et ne fonctionnent selon leurs destinations que si leur vie propre est entretenue par le fluide nourricier, par le sang qui circule et s'infiltre dans tous les organes. Et le sang lui-même, qu'est-il ? Un liquide chargé de fournir à tous les tissus les matériaux de leur rénovation incessante et de recevoir les débris, les détritus, à mesure que leurs éléments usés sont remplacés par d'autres nouveaux. Tout s'y trouve mêlé, l'aliment et l'immondice, mais, sur son parcours, les tissus choisissant et rejetant à propos, en vertu de leur nature même, il accomplit avec une régularité inconsciente et automatique son double rôle de nourricier et d'épurateur. Dans le courant sanguin nagent, comme les monades dans l'eau d'une mare, des myriades de petites cellules organisées qui possèdent la propriété de condenser l'oxygène pour le porter dans les profondeurs les plus intimes des tissus, qui ne peuvent vivre sans en être continuellement imprégnés.

Avant d'aller plus loin, nous devons chercher l'explication de deux faits importants que nous venons de signaler : la circulation du sang et la manière dont il sert de véhicule à l'oxygène par l'intermédiaire de *cellules* appelées globules sanguins. Comme nous aurons à revenir sur ce sujet, contentons-nous, pour le moment, des indications indispensables au coup d'œil d'ensemble que nous donnons à l'organisation humaine.

La cavité de la poitrine abrite les deux organes destinés à ces importantes fonctions : le cœur et les poumons. Le cœur est un muscle creux divisé en compartiments, qui se contracte et se dilate alterna-

tivement; là commencent et viennent aboutir les
vaisseaux sanguins, artères et veines. Chacune de ses
contractions refoule un peu le liquide jusqu'aux extré-

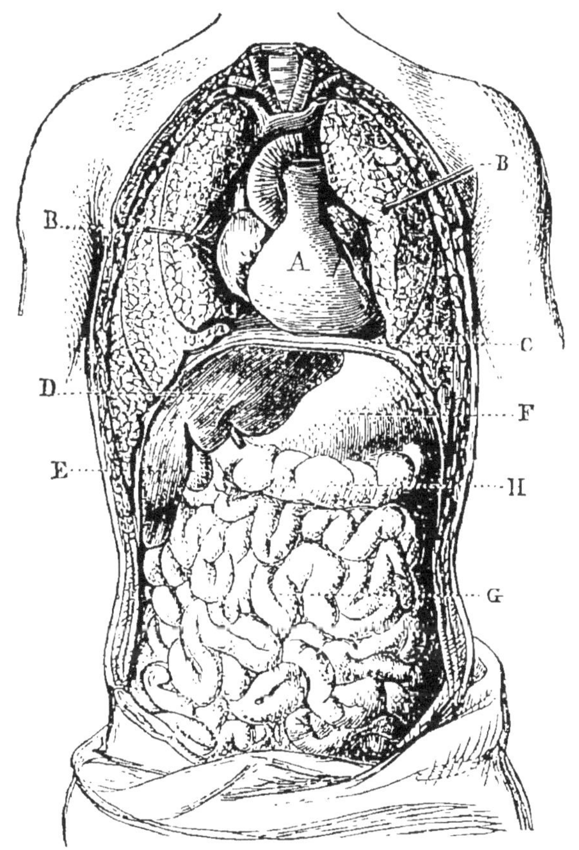

Organes renfermés dans la poitrine et l'abdomen. — A, cœur.
B, B, poumons, écartés pour laisser voir le cœur. C, diaphragme.
D, foie. E, vésicule biliaire. F, estomac. G, intestin grêle. H, cô-
lon transverse.

mités des canaux qu'il parcourt et produit le batte
ment du pouls. Une figure théorique très-simple suffit
pour donner une idée exacte de la circulation. Le côté

A représente les cavités du cœur du côté droit, et le côté B celles du côté gauche. Le liquide se meut dans le sens des flèches. Le sang qui arrive à droite provient des veines ; il apporte les produits nourriciers de la digestion ; sa couleur est d'un rouge brun, parce qu'il a perdu en route l'oxygène que les globules ont cédé partout sur leur passage. Dans cet état, il ne pourrait continuer d'entretenir la vie, mais il suit sa route vers les poumons, et là il se trouve en contact avec l'oxygène de l'air qu'il absorbe en abondance, reprend sa couleur rutilante et retourne au cœur, où il pénètre par le côté gauche, pour être lancé dans les artères, dont les ramifications innombrables le distribuent à tous les organes, à tous les tissus.

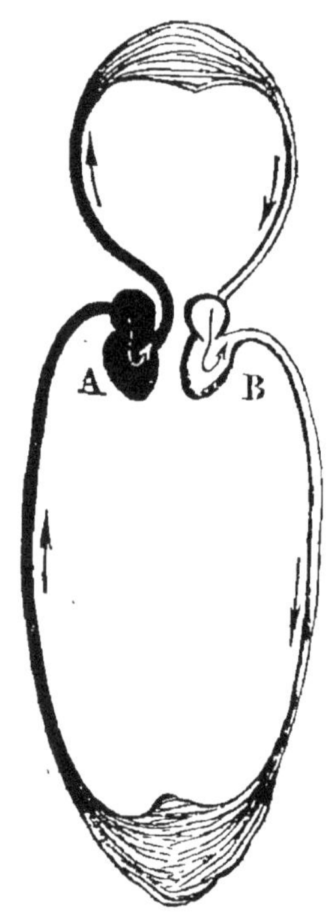

Parcours fictif du sang dans la circulation.

Je viens de vous dire que le sang qui arrive dans le côté droit du cœur est chargé des principes nutritifs qui résultent de la digestion. Nous savons déjà que les tissus ne vivent qu'à la condition d'user à chaque instant chaque molécule de leur substance, qui s'oxyde, devient un véritable détritus que le sang emporte avec lui et dont il est débarrassé par des organes spéciaux. Il faut donc réparer continuellement ces pertes de substance, remplacer par des molécules neuves celles qui ont vieilli et sont éliminées ; cette réparation, qui constitue la *nutrition* des tissus élémentaires, se fait aux dépens des matériaux assi-

milables que l'appareil digestif extrait des aliments.
Ces matériaux sont absorbés par un système de canaux
analogue aux veines et déversés dans le sang un peu
avant son arrivée dans les cavités droites du cœur.

Tel est l'ensemble de fonctions solidaires nécessaire à l'entretien des parties constituantes du corps
à l'état vivant. Une charpente osseuse, des muscles
moteurs, des nerfs qui excitent les muscles et mettent le cerveau en communication avec le monde,
un liquide chargé d'imbiber les tissus et de leur porter l'oxygène nécessaire à leur existence individuelle
ainsi que les éléments de leur constante rénovation,
voilà, en résumé, ce qui constitue la *machine humaine*;
mais cela ne fait pas l'*homme*, cet être que nous avons
défini en commençant « une âme qui se sert d'un
corps ». Quelque admirables que soient la structure
de ses tissus, le mécanisme de ses organes, l'harmonie qui préside à leurs fonctions, le principe de vie
qui anime tout l'ensemble, le corps n'est pour nous
qu'une demeure et un instrument : les êtres inférieurs
en possèdent, qui lui ressemblent plus ou moins. Mais
ce qui caractérise l'homme, ce qui lui donne un rang
à part, ce qui constitue son individualité, le *moi* dont
chacun a conscience, c'est l'âme immatérielle avec
toutes ses manifestations sous forme de sentiment et
de pensée; c'est le souffle divin qui lui donne l'im-
mortalité.

III

Limites de la vie humaine.

Réfléchissant sur le peu de durée de la vie pour la
plupart des hommes, Sénèque formulait cette con-

clusion : « L'homme ne meurt pas, il se tue. » Le philosophe entendait par là que nous atteignons trèsrarement la limite où la mort devient une conséquence fatale des lois de notre organisation; que nous abrégeons singulièrement le nombre de nos jours, que nous nous tuons faute de vivre conformément à notre destination terrestre.

Il est assez à la mode, de nos jours, de chercher dans des faits matériels à la portée de tous une explication plausible des grands problèmes relatifs à la nature de l'homme, à sa place dans le monde et à ses destinées. On a dit : « En fin de compte, c'est le manque de nourriture qui empêche l'humanité de se multiplier plus rapidement et qui réduit le terme moyen de la vie. » Et comme on a formulé cela d'un ton fort grave, qu'on a fourni à l'appui beaucoup de chiffres, la plupart de ceux qui s'intéressent à ces questions se sont déclarés satisfaits. Après cette affirmation, le débat est clos, tout est pour le mieux, l'homme continuera de se tuer, c'est vrai, mais au moins il aura la satisfaction de savoir pourquoi et apprendra qu'il est providentiellement condamné à mourir de faim.

Chose étrange! Ceux qui donnaient à leur découragement ou à leur paresse scientifique cette formule si spécieuse dans sa prétention ne soupçonnaient même pas qu'ils fournissaient contre leurs doctrines un excellent argument et confirmaient l'aphorisme du philosophe latin. Si l'humanité meurt seulement de faim, elle se suicide volontairement, car les aliments ne lui font point défaut, le sol nourricier est prêt à lui en fournir, le sein de la mère Nature n'est pas tari. Que diriez-vous d'un homme qui s'enfermerait dans une chambre et s'y laisserait mourir de faim en disant : Je ne trouve autour de moi rien qui puisse me nourrir, donc je subis, en mourant d'inanition, le sort imposé à l'humanité?

Ceux qui expliquent et excusent le peu de durée de la vie humaine par le manque de subsistances ne raisonnent pas mieux. S'ils ont raison par quelque côté, si les hommes limitent trop leurs ressources alimentaires par suite de l'encombrement, il importe de leur signaler le mal et d'en indiquer les remèdes au lieu de leur dire : Nous vous avons comptés, nous savons le nombre de kilogrammes d'aliments dont vous disposez, vous êtes irrémédiablement condamnés à périr par la faim, résignez-vous, c'est la loi.

Oui, nous mourons prématurément, mais ce n'est pas une conséquence de l'ordre providentiel, c'est le résultat de notre ignorance, de nos passions, de nos vices; il dépend donc de nous de faire cesser ce suicide en masse et de prolonger notre vie jusqu'à ses limites naturelles. Mais pouvons-nous connaître ces limites? Devons-nous en demander l'indication à la science ou à l'observation? L'expérience journalière et les données scientifiques nous fournissent les éléments de la question.

C'est notre faute si nous avons lieu de nous plaindre de la brièveté de la vie, car l'homme, en tant qu'animal, est un de ceux qui sont destinés à vivre le plus longtemps. Les poissons et les oiseaux sont cependant plus favorisés que les mammifères : on a connu un aigle de 103 ans, un corbeau de 108, un perroquet de 120 ans; l'oie peut durer un siècle, le cygne beaucoup plus, on croit qu'il peut atteindre de 200 à 300 ans. En 1792, on expédia du cap de Bonne-Espérance à Londres un faucon porteur d'un collier sur lequel était écrit : « A Sa Majesté Jacques, roi d'Angleterre, an 1610. » Il s'était donc écoulé 182 ans depuis sa première captivité.

Les anguilles atteignent 60 ans ; Buffon a fait pêcher des carpes âgées de plus d'un siècle et demi ; on a pris en Allemagne un brochet qui portait un anneau de cuivre indiquant qu'on l'avait mis dans l'étang 261 ans auparavant, il mesurait 19 pieds et pesait 350 livres ; ce phénomène n'avait cependant pas achevé sa croissance, car on en a pris du poids de 1000 livres. On suppose que les gigantesques baleines que l'on rencontrait autrefois au pôle Nord avaient dû vivre près de 1000 ans.

La vie des mammifères est généralement assez courte ; toutefois, il nous est difficile d'en apprécier exactement la durée normale, parce que l'état de domesticité change leur tempérament et leurs conditions d'existence. Le lapin et le cochon d'Inde vivent environ 7 ans ; l'écureuil et le lièvre, 8 ; le chat, de 9 à 10 ; le chien, de 10 à 12 ; le bœuf, de 15 à 18 ; l'âne et le cheval, de 25 à 30 ; le lion, de 30 à 40 ; l'éléphant atteint près de deux siècles. Telles sont les moyennes qui résultent des observations les plus exactes, mais on constate de très-mombreuses exceptions. Buffon raconte l'histoire d'un cheval qui mourut âgé de 50 ans, au moment où on l'attelait pour son travail ordinaire. Le musée de Manchester possède la tête d'un cheval qui dépassa 62 ans. En 1862 est mort en Angleterre le doyen des chevaux de troupe de l'Europe, nommé Bob le Criméen. Il commença son service en 1833 ; transporté en Crimée, il fournit la mémorable charge de Balaklava et prit part aux batailles d'Alma et d'Inkermann. Après ces bons services, l'État lui assura une retraite honorable. Parmi les éléphants, il y en a aussi qui dépassent de beaucoup la limite ordinaire,

et on a lieu de croire qu'ils peuvent atteindre quatre
siècles. Ainsi, lorsqu'Alexandre eut vaincu Porus dans
une bataille dont Lebrun a immortalisé le souvenir, le
Macédonien, qui avait traité « en roi » son brave adversaire, consacra au Soleil l'éléphant qu'il montait pendant le combat et le fit mettre en liberté après lui
avoir attaché au col une inscription commémorative.
Or il arriva, 350 ans plus tard, que l'on retrouva cet
animal historique muni de son certificat de vieillesse.

Il faut donc admettre que parmi les animaux
mammifères quelques individus arrivent à doubler la
vie commune, mais on n'a pas encore découvert dans
quelles conditions se produit cette prolongation anormale de leur existence, tandis que l'histoire naturelle
a permis d'établir d'après une règle assez sûre la
durée de leur vie dans les circonstances ordinaires.
Pendant la jeunesse des animaux, les os longs des
membres ne sont pas d'une seule pièce ; leurs extré-
mités saillantes nommées *épiphyses* sont distinctes,
elles ne se soudent que peu à peu, à mesure que progresse le développement général, et la réunion complète n'a lieu qu'au temps où le sujet devenant adulte
cesse de croître en hauteur. Or la soudure des
épiphyses s'opère à 8 ans pour le chameau, qui vit
40 ans ; à 5 ans pour le cheval, qui vit 25 ans environ ; à 2 ans pour le chien, qui vit de 10 à 12 ans ; elle
n'est pas achevée à 40 ans chez l'éléphant, qui vit plus
de deux siècles. De ces données on conclut que le plus
grand nombre des mammifères durent à peu près cinq
fois le temps qu'ils mettent à croître. En appliquant
cette règle à l'homme, on trouve que son accroissement
continuant jusqu'à la vingtième année et plus, le terme
naturel de sa vie est de 100 ans, et comme la vie

extra-normale peut, par exception, durer autant que la vie normale, la limite extrême serait 200 ans. Certes cette indication n'a rien de rigoureusement scientifique, mais elle concourt avec les résultats de l'observation pour nous faire admettre que l'homme vivant selon le vœu de la nature est destiné à une carrière d'un siècle.

Les physiologistes ont recueilli les cas réputés authentiques de longévité. Un Allemand donne dans le tableau suivant le résultat de ses recherches. Il a constaté :

De 100 à 110 ans............	1000	cas.
De 110 à 120 »	60	»
De 120 à 130 »	29	»
De 130 à 140 »	15	»
De 140 à 150 »	6	»
De 169......................	1	»

L'Anglais Easton fournit une liste plus complète :

De 100 à 110 ans	1310	cas.
De 110 à 120 »	277	»
De 120 à 130 »	84	»
De 130 à 140 »	26	»
De 140 à 150 »	7	»
De 150 à 160 »	3	»
De 160 à 170 »	2	»
De 170 à 185 »	3	»

Même en faisant la part de quelques erreurs dans ces tables de longévité extraordinaire, nous voyons que chacun a le droit d'espérer de dépasser beaucoup la centaine.

Sans remonter au temps des patriarches, nous trouvons dans l'histoire de tous les pays des hommes qui ont fourni une très-longue carrière.

Deux des sages de la Grèce vécurent un siècle; Démocrite, ami de la nature, doué d'une humeur gaie et sur qui n'avaient pas de prise les soucis de la vie, mourut à 109 ans, en souriant comme il avait vécu. Fabius le *Temporiseur*, ainsi surnommé à cause de sa prudente tactique contre Annibal, sut tenir la mort en échec comme il avait retardé la marche du Carthaginois et ne lui céda qu'après avoir accompli sa quatre-vingt-dixième année. Rome vit paraître sur ses théâtres une actrice âgée de 104 ans et une autre qui, engagée à 12 ans, remplissait encore son rôle cent ans après. Une danseuse française, qui émigra aux États-Unis lors de la guerre de l'Indépendance, est morte en 1867 à l'âge de 111 ans, entourée de plus de cent petits-enfants et arrière-petits-enfants.

Un des cas les plus curieux de longévité dans les circonstances les moins favorables est celui du vétéran Mittelstedt, mort en 1792 à l'âge de 112 ans. Pendant sa carrière militaire de 67 ans, il assista à dix-sept batailles rangées, reçut maintes blessures et fut fait prisonnier par les Russes après avoir eu son cheval tué sous lui. Il était déjà deux fois veuf, lorsqu'en 1790, c'est-à-dire dans sa 110e année, il épousa une femme jeune encore. Peu de temps avant sa mort, il pouvait faire deux heures de route pour aller chercher sa pension.

L'Angleterre fournit de nombreux cas de longévité. Un certain Effingham, né d'une pauvre famille de paysans, soldat pendant de longues années, puis gagnant sa vie par un rude labeur, parvint à l'âge de 144 ans sans infirmités et presque sans avoir connu la maladie.

Thomas Parre fut encore plus privilégié. C'était aussi un pauvre paysan vivant du travail de ses mains. Sa vie n'offrit rien de particulier pendant les 120 premières années, après lesquelles il se remaria avec une jeune veuve qu'il rendit très-heureuse. Il avait conservé toute sa vigueur, faisait tout le travail de la maison, et continua de battre en grange jusqu'à 130 ans! Il vécut ainsi heureux et ignoré jusqu'à l'âge de 152 ans. Mais alors le comte de Surray le découvrit en visitant ses domaines, et, dans un but de sotte vanité, voulut faire parade à Londres de son vénérable tenancier. Il le tira de son paisible hameau et le fit conduire à la capitale dans une carriole escortée d'une des belles-filles de Parre qui cheminait à cheval et d'une espèce de bouffon chargé de divertir le vieillard pendant la route. Charles Ier voulut voir ce doyen de son royaume, et, faute d'une inspiration plus aimable, lui demanda : « Tu es arrivé à un âge presque invraisemblable, mais qu'as-tu fait de plus que les autres hommes? » A quoi le centenaire répondit humblement : « J'ai fait plus longtemps pénitence! » Le roi fit traiter somptueusement le brave homme qui, se trouvant forcé de changer ses habitudes sobres et paisibles, tomba malade et succomba, non de vieillesse, comme le prouva l'autopsie, mais d'indigestion. S'il n'avait rien fait de plus que les autres hommes pendant sa vie, il fut, après sa mort, l'objet d'une distinction extraordinaire et que rien ne justifiait : on l'enterra dans l'abbaye de Westminster, réservée à la sépulture des souverains et des grands hommes de l'Angleterre. On n'accorda pas le même privilége à Henri Jenkins, mort en 1743 à l'âge de 169 ans, mais on lui érigea un monument par voie de souscription. Ce merveilleux vieillard avait été appelé à témoigner en justice à l'âge de 140 ans. Sur la fin de sa carrière, il exerçait l'état de pêcheur, et il s'éteignit sans connaître les infirmités.

Le Norwégien Draakenberg, après s'être embarqué comme mousse, servit sur la flotte royale jusqu'à l'âge de 91 ans, dont 15 toutefois passés comme prisonnier sur les galères ottomanes. Ayant pris sa retraite à 111 ans, il épousa une femme de 60 ans qui mourut au bout de quelques années, de sorte qu'à 130 ans, ennuyé du veuvage, il fit la cour à une jeune paysanne qui ne put se décider à prendre un mari si mûr, et Draakenberg se résigna à rester garçon, ce qui peut-être abrégea ses jours, mais il mourut âgé de 146 ans, avec le surnom de *Vieux homme du Nord*. Il eut d'ailleurs un concurrent heureux parmi ses compatriotes : ce fut Joseph Surrington. Celui-ci, parvenu à l'âge de 160 ans, mais croyant sa fin prochaine, réunit autour de lui sa famille, sa troisième femme, jeune encore, ses fils, dont le plus jeune avait 9 ans et l'aîné 103. Dans toute la plénitude de son intelligence, il fit le partage de ses biens, et le lendemain il s'éteignit sans souffrances.

Bien que les centenaires ne soient pas aussi nombreux chez nous que dans les pays du nord de l'Europe et dans certaines parties de l'Asie, on y pourrait former une longue liste de *macrobites*, c'est le mot emprunté au grec pour désigner les personnes qui atteignent un âge très-avancé. Quelques exemples seront sans doute intéressants.

La ville de Tours possédait en 1802 un vétéran nommé Thurel, né en 1698. Engagé en 1716, il n'avait pas cessé de servir comme simple soldat et, dans sa longue carrière sous trois rois et sous la république, il avait reçu plusieurs balles et pas mal de coups de sabre, ce qui ne l'empêchait pas de se très-bien porter.

On voyait à l'Exposition des Beaux-Arts, en 1870, un

tableau dans lequel figuraient 255 personnages, peint avec beaucoup d'entrain et de prestesse par le baron de Waldeck, âgé de 106 ans. Ce robuste vieillard est mort en 1875; il avait conservé toute sa vigueur et faisait journellement une promenade sur les boulevards. En septembre 1872 est mort au Petit-Bicêtre un nommé Odiot, ancien marin et ancien soldat qu'une vie de voyages et d'aventures n'avait pas empêché de dépasser de deux ans la centaine. Le département du Cantal a vu mourir, il y a une trentaine d'années, un soldat qui était alors le doyen de l'armée française. Il avait assisté à la bataille de Fontenoy, où le maréchal de Saxe mourant se fit porter en litière en disant : « Il ne s'agit pas de vivre, mais de partir et de vaincre ». A l'âge de 120 ans, Delpeuch, avec une gravité fanfaronne de vieux grognard, se présenta à la mairie pour tirer de nouveau à la conscription, parce que, disait-il, « il faut toujours être prêt pour la patrie, on ne sait pas ce qui peut arriver. » Le délégué de la préfecture, tout en louant son patriotisme, déclina nécessairement de donner un numéro à ce vénérable conscrit, qui se trouvait toujours jeune. Jeunesse et vieillesse sont en effet des termes purement relatifs : nous voyons chaque jour des vieillards de quarante ans, et nous venons de passer en revue des hommes que l'on pouvait dire jeunes à quatre-vingts; d'ailleurs, pour un père plus que centenaire, un fils de soixante ans ou davantage est encore un jeune homme, il l'appellerait volontiers « le petit ». Un jour, le cardinal d'Armagnac rencontra sur la porte d'une pauvre maison un vieillard qui pleurait, et lui demanda la cause de son chagrin. « C'est, dit celui-ci, que mon père m'a battu pour être passé devant mon grand-père sans le saluer. » Or le père avait 103 ans, le

grand-père 123, et le jeune coupable entrait dans sa
82ᵉ année !

Dans le département de la Haute-Garonne mourut
en 1838 une couturière nommée Marie Priou, âgée
de 158 ans. Par une heureuse prévoyance, elle avait,
à l'âge de 68 ans, placé son bien à fond perdu ; les
emprunteurs furent obligés de lui servir une rente
pendant 90 ans, de sorte que, pour un capital de
10,000 francs, ils avaient déboursé des sommes repré-
sentant, par l'accumulation des intérêts capitalisés,
environ un demi-million [1].

Laissez-moi vous citer encore le cas du Hongrois
Bowin, qui mourut en 1750 à l'âge bien constaté de
172 ans, laissant une veuve de 164 ans et un fils aîné
de 115 ans ! Voilà certes une respectable famille,
dont le chef n'avait rien à envier aux patriarches. Et
cependant il pouvait, lui aussi, passer pour jeune,
auprès du vétéran russe mort en 1825 à l'âge presque incroyable, mais très-authentique, de 202 ans !
On n'a pas connaissance que cette limite extrême
de vieillesse ait été dépassée dans les temps histori-
ques. Cependant cet exemple, fût-il unique, prou-
verait que chez l'homme, comme chez les animaux
supérieurs, la durée normale de la vie peut être
doublée dans quelques cas exceptionnels, de sorte

1. En 1878, à San Joaquim (Venezuela), M. Burgos est
décédé âgé de 119 ans. — En 1879, Mlle de Montagut
(Dordogne), morte à 100 ans, était accompagnée au cime-
tière par une de ses fermières, âgée de 104 ans. — M. Lucas,
cultivateur (Vendée), est mort à 109 ans. — Un habitant
d'Andrew (Russie), encore très alerte, est âgé de 116 ans.
— Une réunion de médecins de Bogota (Nouvelle-Gre-
nade) vient de constater l'existence d'un homme âgé de
180 ans, qui cultive lui-même son jardin.

que notre existence, qui semble limitée à cent ans par les lois de notre organisation, peut accidentellement se prolonger deux siècles.

Mais, si l'étude scientifique de l'homme nous permet de conclure que sa vie normale devrait être d'environ cent années, il s'en faut de beaucoup qu'il arrive, en moyenne, même à la moitié de ce nombre ; la statistique nous fournit, à ce sujet, des résultats fort peu encourageants. En France, la vie moyenne — qui a augmenté notablement depuis un siècle — n'arrive pas à 40 ans, et la moyenne pour toute la terre, autant que l'on a pu s'en assurer, est d'environ 33 ans ! De plus, on constate que de la population terrestre un quart meurt avant la septième année, et la moitié avant dix-sept ans.

En analysant les tables de décès, on arrive facilement à calculer, pour chaque individu, suivant son âge, le nombre probable d'années qui lui reste à vivre. C'est sur ce calcul de probabilités que sont basées les opérations des tontines et des assurances sur la vie. La *vie probable* est le nombre d'années que l'on peut espérer de vivre à chaque âge où l'on se trouve ; il ne faut donc pas confondre ce terme avec celui de *vie moyenne*. Celle-ci, nous venons de le constater, n'est pas, en France, de 40 ans complets pour l'ensemble de la population. Mais, comme les chances de mort sont surtout nombreuses pendant la première enfance, la vie moyenne, pour les individus arrivés sans encombre à leur quatrième année, dépasse 48 ans. Pour l'humanité en général, la vie probable de l'enfant qui vient de naître n'est que de sept années, car au bout de cette période la moitié des enfants nés le même jour ont succombé.

Pour l'ensemble de la France, la vie probable est représentée par cette table :

A l'âge de 3 ans.............. 48 ans 27 dixièmes.
»   10 » .... 46 » 83   »
»   20 » .... 40 » 00   »
»   30 » .... 34 » 00   »
»   40 » .... 27 » 48   »
»   50 » .... 23 » 89   »
»   60 » .... 14 » 25   »
»   70 » 8   » 64   »
»   80 » 4   » 69   »
»   90 » 1   » 77   »

Cette table s'arrête à 90 ans, parce que les centenaires forment une trop rare exception. On peut calculer toutefois que, sur un million d'individus, 207 vivront 100 ans, et 16 atteindront 105 ans. Reconnaissons d'ailleurs que ces chiffres n'établissent qu'une moyenne générale et que les résultats varient beaucoup dans les diverses régions, par suite des conditions de climat, de nourriture, de mœurs, de bien-être et de moralité.

Une importante vérité ressort des chiffres que nous avons constatés : c'est que par sa manière de vivre l'humanité abrége considérablement la durée de l'existence naturelle, normale, et qu'aujourd'hui encore, même dans les pays les plus civilisés, nous devons répéter, comme un avis et un enseignement, le mot de Sénèque : « L'homme ne meurt pas, il se tue. »

IV

La fontaine de Jouvence.

Les conditions de l'existence ont été réglées de telle façon, pour l'homme, que le seul fait de vivre lui procure une satisfaction instinctive tout à fait indépendante des plaisirs, des bonheurs, des jouissances auxquels les circonstances lui permettent de participer plus ou moins. Ceux mêmes qui sont le plus éprouvés et qui formulent volontiers des plaintes contre leur sort ressemblent au bûcheron de la fable qui, ayant invoqué la mort pour mettre un terme à la misère de ses vieux ans, se trouble à son apparition inopportune et la prie simplement de l'aider à charger son fagot sur ses débiles épaules.

Cet amour instinctif de la vie a conduit naturellement les penseurs, dans tous les pays et dans tous les temps, à désirer en prolonger le terme ordinaire. Les éléments scientifiques leur faisant défaut, ils se laissaient entraîner par les fantaisies d'une imagination que dominaient les idées générales des temps et des lieux. Chercher le secret de vivre longtemps, les moyens de retarder l'usure du corps ou de donner aux vieillards une nouvelle jeunesse, furent les rêves favoris d'hommes qui se recommandaient à la confiance des masses par leur intelligence et leur savoir. Plus tard, des charlatans exploitèrent le désir universel de longue vie. Ils trouvèrent des foules crédules dont la naïveté serait inexplicable si elle n'avait sa source dans l'amour du merveilleux entretenu par les prodiges de la nature, et dans l'instinct de la conservation accompagné chez l'homme d'un bonheur conscient dont les éléments se résument en un mot : vivre.

L'antiquité latine, qui peuplait le ciel et la terre de dieux imaginaires et se plaisait aux poétiques légendes empruntées aux peuples aryens, rêvait pour l'homme une vie indéfiniment prolongée grâce à un rajeunissement périodique procuré par une intervention surnaturelle. Ainsi la mythologie nous raconte que la nymphe Jeunesse (*Juventa*) fut métamorphosée par Jupiter en fontaine à laquelle il communiqua la vertu de rajeunir ceux qui viendraient s'y baigner.

Cette fable se transmit sous différentes formes chez les peuples qui héritèrent de la civilisation latine, et nous avons eu, au moyen âge, notre légende de la *Fontaine de Jouvence*, dont les eaux rendaient santé, vigueur et jeunesse à ceux qui avaient le bonheur d'en boire ou de s'y plonger. Tout le monde soutenait l'existence de cette source bienfaisante, mais on était loin d'être d'accord sur l'endroit où elle se cachait. Les mieux informés affirmaient qu'elle « venait du Nil et du Paradis terrestre ».

Alexandre le Grand, sur la foi d'une légende grecque, alla chercher dans l'Inde une Fontaine de Jouvence. Après la découverte de l'Amérique, — où Colomb espérait trouver le Paradis terrestre, car il croyait aborder en Asie, — le capitaine de Soto partit pour la Floride en quête de la Fontaine de Jouvence, découvrit d'immenses territoires, des fleuves, des sources, des fontaines, mais ne trouva nulle part cette eau d'éternelle jeunesse inventée par les poëtes pour satisfaire une aspiration naturelle de l'humanité.

Au moyen âge, les astrologues, qui prétendaient lire

dans les astres la destinée des humains, annonçaient qu'ils arriveraient par leurs calculs à retarder indéfiniment la mort des clients assez riches pour payer leurs services. Ils étaient parvenus à persuader non pas seulement à la foule ignorante, mais aux savants, aux philosophes, aux souverains, que chaque planète, chaque constellation, influençaient la vie de l'être qui était né sur le point de la terre opposé à leur place dans le ciel, que les astres présidaient à tous les événements de la vie, et qu'il suffisait d'en connaître le cours pour assurer le bien et se défendre du mal. Et comme les pierres, les métaux, subissaient des influences analogues, on imagina des amulettes, des talismans, qui préservaient des maladies, garantissaient le bonheur et la fortune. Puis on établit des tables de jours *fatidiques* ou réglés par le destin, fatalement heureux ou malheureux : ainsi on devait craindre les 4, 5, 6, 8 et 10 du cours de chaque lune, et ne rien entreprendre d'important le 18 du mois de mars, le 1er août et le 4 septembre. Nous rions aujourd'hui de ces absurdités : cependant les gens les plus graves du temps les regardaient comme l'expression d'une haute science ! Et de nos jours encore ne voyons-nous pas de fort raisonnables personnes croire que certaines gemmes portent bonheur, qu'une salière répandue est d'un sinistre présage, et qu'il serait imprudent de commencer un voyage le 13 du mois ou un vendredi ? Ne rions donc pas trop des astrologues du moyen âge et de la crédulité qu'ils surent faire naître pour l'exploiter. D'ailleurs, de leurs études du ciel naquit l'astronomie, comme la chimie moderne sortit du fatras accumulé par leurs émules les alchimistes.

Eux aussi avaient un rêve, un idéal : pénétrer le

grand secret de la nature, et par là se procurer ce qui a fait de tout temps l'ambition des hommes : la richesse comme instrument de bonheur, de longs jours pour savourer tout ce que la Providence a mis de bon dans la vie. Ils espéraient transformer en or les métaux vulgaires et découvrir l'élixir de longue vie. Paracelse, l'un des hommes les plus savants du XVIᵉ siècle, s'adonna avec ardeur à la recherche de ces chimères, crut avoir trouvé le moyen de prolonger la vie de 600 à 1000 ans, ce qui ne l'empêcha pas de mourir à l'hôpital dans sa quarante-huitième année. François Bacon, dont la science était bien plus avancée que celle de Paracelse, poursuivit également la chimère d'une longévité presque indéfinie et crut en avoir trouvé le secret dans une liqueur d'or.

Au XVIIIᵉ siècle, les sciences avaient fait assez de progrès pour prévenir le retour de semblables erreurs. Mais l'amour du merveilleux se trouvait surexcité par les récentes découvertes, de sorte que les charlatans avaient beau jeu pour profiter de ces circonstances et duper le public, dont ils exploitaient la crédulité. De ce nombre furent le comte de Saint-Germain et Cagliostro. Le premier, après une vie d'aventures, vint à Paris, déploya un luxe extraordinaire, sut tirer habilement parti de sa science et de ses talents d'agrément, et s'amusa à mystifier la haute société dans laquelle il avait trouvé moyen de se faire admettre. Beaucoup de gens croyaient qu'il possédait un secret de longue vie et qu'il était âgé de trois ou quatre siècles; d'autres disaient qu'il avait connu Jésus-Christ.

Une dame de haute noblesse alla un jour supplier Saint-Germain de lui procurer le secret de remédier aux outrages des années. Le comte prit des airs mystérieux, se fit longtemps solliciter, et enfin, cédant aux instances de la grande dame, consentit à lui donner une petite fiole d'une liqueur incolore dont elle devait prendre quelques gouttes seulement chaque année pour prévenir les effets du temps et conserver sa jeunesse. Une suivante, favorite de cette dame, qui avait dépassé la cinquantaine, se trouvant un jour indisposée, but par erreur, au lieu d'un remède prescrit, le contenu du flacon donné par Saint-Germain, et peu de temps après s'endormit profondément. A peine réveillée, elle est appelée près de sa maîtresse et s'empresse de prendre ses ordres : mais la grande dame lui demande qui elle est et pourquoi elle vient à la place d'une autre. La suivante étonnée proteste de son identité, mais on la chasse en lui disant : « Ma suivante a cinquante ans et vous en avez vingt à peine, cessez cette plaisanterie et envoyez-moi celle que je demande. » La suivante avoua qu'elle avait bu la liqueur de Saint-Germain, qui sans doute avait produit ce miracle. L'histoire fut colportée dans tout Paris, et l'on crut plus que jamais au pouvoir merveilleux du spirituel intrigant, qui riait de bon cœur du succès de sa supercherie. Moyennant une grosse somme d'argent, il avait fait substituer une jeune fille à la suivante sur le retour, afin de simuler un miracle et d'augmenter l'enthousiasme du public.

Non moins habile fut Cagliostro, qui sut se faire passer pour magicien, sorcier, devin et presque immortel. Lui aussi possédait un élixir de santé et de longue vie que se disputait l'aristocratie parisienne, et, comme ses illustres prédécesseurs, il y faisait entrer une solution d'or. Il paraît cependant qu'il n'eut pas le don des miracles et que son élixir ne causa ni la guérison des malades ni le rajeunissement des vieillards. Plus heureux fut son célèbre contemporain, le médecin Bouvard. Appelé un jour auprès d'un banquier dont ses confrères n'avaient pu découvrir la maladie, il comprit que la crainte d'une ruine imminente était la cause de tout le mal, et, au lieu d'élixir d'or, qui n'aurait point soulagé son malade, il laissa en guise d'ordonnance un billet de trente mille livres qui opéra une cure radicale. Cette fois, l'or avait réussi, mais le moyen de l'employer et surtout la dose différaient beaucoup des formules créées par les alchimistes. Ceux-ci s'appuyaient sur un seul fait — authentique d'ailleurs — cité par Roger Bacon, qui vécut longtemps avant son homonyme François. Dans son *Traité de l'art et de la nature*, il citait comme exemple des vertus de l'élixir d'or la comtesse Desmont, qui, arrivée à l'âge de 140 ans, vit ses dents se renouveler trois fois et deux fois sa chevelure.

Toutefois ce n'était ni à l'eau de Jouvence ni à l'élixir d'or que l'on devait attribuer ce rajeunissement partiel; on en a constaté depuis un assez grand nombre d'exemples. L'aïeule du docteur Curran, arrivée à 65 ans, sentit sa vue faiblir graduellement, et à l'âge de 80 ans elle ne pouvait plus lire. Mais peu à peu l'organe reprit de la force, si bien qu'à l'époque de sa mort, quinze ans plus tard, elle lisait facilement les caractères les plus fins sans le secours de lunettes. On connaît plusieurs autres cas non moins authentiques. Dans une vieillesse très-avancée, des têtes chauves se recouvrent de cheveux ou des chevelures blanches reprennent leur couleur primitive.

On a vu aussi, chez des vieillards qui avaient perdu leurs dents, une dentition nouvelle se produire vers 70 ou 80 ans. Le célèbre médecin anglais Graves cite une femme qui, à 110 ans, eut de nouvelles dents et dont la tête blanche se couvrit de cheveux noirs; un homme à qui les dents repoussèrent à l'âge de 117 ans. Quant à la comtesse Desmond, elle perdit et recouvra trois fois ses dents, ainsi que le rapporte Bacon, vit deux fois se renouveler une abondante chevelure noire, et parvint à 182 ans exempte des infirmités ordinaires de la vieillesse.

Si donc l'homme n'a découvert aucun secret de se rajeunir ou de retarder l'effet des années, la nature produit dans certains cas un renouvellement partiel, une sorte de rajeunissement, comme pour rentrer dans un ordre de choses dont on l'a fait dévier et revenir à un type d'existence dont nous avons dégénéré. Il y a là un enseignement et un encouragement. C'est en étudiant les lois de notre organisation, en analysant ce qui se passe chaque jour sous nos yeux que nous réaliserons dans la mesure du possible les fallacieuses promesses des illuminés du moyen âge et des charlatans du dernier siècle. Tout en spéculant sur les faiblesses humaines, l'un d'eux, nommé Villars, trouva moyen d'amasser une grosse fortune et de tenir au moins une partie de ses promesses.

Il fit en sorte de répandre et d'accréditer le bruit qu'un oncle plus que centenaire lui avait révélé le secret d'une eau capable de prolonger considérablement la vie de ceux qui l'emploieraient selon certaines indications. Il commença à débiter son spécifique au prix de six francs la bouteille. Plusieurs personnes s'en trouvant fort bien, le succès gagna de proche en proche, et chacun voulut en essayer les merveilleux effets. Villars avait soin de spécifier que, pour obtenir le résultat souhaité, il fallait prendre l'eau à jeun et observer entre chaque dose une sobriété absolue. Ce qui semblait l'accessoire était le principal. Ses bouteilles contenaient tout simplement de l'eau de Seine, dont l'usage rendait d'incontestables services, parce que ses clients se trouvaient forcés de suivre les lois de l'hygiène, ce qui est, au fond, le seul moyen de vieillir le moins vite possible et de prolonger la vieillesse jusqu'aux limites naturelles de la vie humaine.

V

Rôle de l'hygiène dans la vie.

L'homme est avide de savoir. Non content de jouir des dons que la nature répand autour de lui, il l'interroge sans cesse pour tâcher d'apprendre la composition, le rôle, la destination de tout ce qui frappe ses sens. Cette utile curiosité lui a rendu familier le monde qu'il habite. Il a pesé et mesuré la terre, les astres; il a reconstitué l'histoire du globe, analysé tous ses matériaux, découvert dans les infiniment petits l'origine de la vie, décrit les substances qui brûlent à la surface des étoiles. Dans plusieurs branches des sciences, il semble approcher du terme fixé à la puissance de son esprit; dans quelques contrées, il a pris pleinement possession de son domaine par le développement de l'agriculture et de l'industrie. Sa pensée embrasse et comprend l'univers; et, chose étrange, ce qu'il y comprend le moins, ce qu'il s'applique le moins à connaître, c'est lui-même.

Cependant les sages de l'Égypte, de la Grèce, avaient pressenti que tout progrès dans l'humanité doit commencer par l'étude de l'homme, et l'invitaient spécialement à se connaître lui-même. L'antiquité ne comprit pas le précepte « Connais-toi »; les temps modernes ne le négligent pas moins, et Bossuet avait raison de dire : « La science la plus nécessaire à l'homme, c'est de se connaître soi-même. Cette science est d'autant plus belle qu'elle est non-seulement la plus nécessaire, mais aussi la plus rare de toutes. »

De nos jours encore, à part ceux que leur profession oblige aux études anatomiques et physiologiques, les hommes ne se connaissent point, ils ne cherchent point à se connaître; bien plus, ils n'en soupçonnent pas l'utilité.

Quelles que soient les conditions de la vie, l'étude de soi-même, de son corps et de son âme, est pour l'homme une source de satisfactions, de progrès, de bien-être et de perfectionnement. Utile et profitable pour ceux qui vivent selon le vœu de la nature, demandant aux produits de la terre la satisfaction des besoins réels, la connaissance des lois de la vie et de la nature humaine devient de plus en plus indispensable à mesure que les groupes sociaux s'éloignent des conditions normales d'existence et se placent dans les conditions toutes spéciales de la vie civilisée. La civilisation poussée à un certain degré entre évidemment dans la destinée providentielle de l'humanité. Mais en même temps que l'homme civilisé emploie son intelligence à rendre la vie matérielle plus facile et plus agréable, à étendre le champ de la vie intellectuelle, il doit, sous peine d'un désaccord funeste entre sa nature et son état actuel, employer aussi les ressources de l'expérience, de la science acquise et du raisonnement, pour adapter autant que possible son nouveau genre de vie — en partie factice — aux lois préexistantes de son organisation

Bien plus, les essais de civilisation, chez tous les peuples, depuis les premiers temps de l'histoire jusqu'à nos jours, ne constituent sans doute, dans le développement de l'humanité, qu'une phase d'épreuves d'où sortira un état social dont nous ne pouvons guère prévoir la perfection possible. Mais nous qui vivons dans cette période de développement embryonnaire, pleine d'agitations, d'expériences hasardeuses, d'aspirations imprudentes, de passions déviées, de vertus incomplètes et de vices étranges, nous sommes placés dans des circonstances tout à fait exceptionnelles, notre degré de civilisation nous soumet à des conditions d'existence toutes spéciales, de sorte que si nous nous abandonnions à leur influence nous serions bientôt victimes de ce que nous appelons le progrès, nous serions infailliblement affaiblis, atrophiés, tués par la civilisation.

Il faut donc réagir contre cette cause de destruction qui se développe à mesure que nous nous éloignons de l'état primitif. Le remède est à côté du mal, il ne tient qu'à nous d'en faire usage. L'étude de notre nature, de notre organisation, des rapports qui existent entre le physique et le moral, entre l'homme et la nature, nous enseignera sûrement les moyens de nous adapter le mieux possible aux circonstances dans lesquelles nous sommes appelés à vivre. Pour cela, le premier point, c'est de nous connaître. Heureusement, nous n'avons pas besoin pour cela de profondes études et de raisonnements bien compliqués. J'espère vous donner les notions indispensables dans les termes d'une conversation familière. Ce que chacun doit en savoir peut s'expliquer dans une simple causerie.

Vous vous rappelez que nous avons défini l'homme « une intelligence servie par des organes ». Nous avons vu que ces organes ont été créés de telle sorte qu'ils puissent fonctionner pendant un certain temps, soit environ un siècle, si nous ne contrarions pas les lois de la nature. Or la vie civilisée, telle que nous la pratiquons, tend sans cesse à nous faire dévier de la vie naturelle; par conséquent, il y a lieu de rechercher l'ensemble des moyens capables d'atténuer le plus possible cette fâcheuse influence, afin de maintenir la santé, de la rétablir lorsqu'elle est altérée et de prolonger notre vie en dépit des causes qui conspirent à nous préparer une mort prématurée. L'ensemble de ces moyens constitue la science appelée Hygiène, en souvenir d'Hygie, déesse de la santé à qui l'antiquité grecque et romaine élevait des statues. Aujourd'hui, l'on n'adore plus cette divinité imaginaire, mais on consacre à l'étude de la science qui succède à son culte des livres qui résument ce que nous savons sur l'art de vivre longtemps, c'est-à-dire l'art de mettre en pratique les principes de l'hygiène.

L'homme n'étant ni un simple animal ni un pur esprit, ni un singe ni un ange, le corps et l'âme étant unis par des liens qui ne disparaissent qu'à la mort, ces deux parties de nous-mêmes demeurent, pendant la vie, indissolublement associées, l'une servant à l'autre d'intermédiaire, d'instrument et de demeure provisoire. La vie n'est complète, normale, régulière qu'autant que ces deux associés sont si bien d'accord qu'ils agissent pour ainsi dire instinctivement en faveur du bien commun. Le corps ne doit pas, dans les circonstances ordinaires, s'apercevoir qu'il obéit à l'esprit, et l'esprit, auquel les sens transmettent des impressions, doit les recevoir comme si elles étaient entièrement spontanées. Lorsque cette harmonie de fonctions est complète, le corps accomplit automatiquement toutes les fonctions purement animales et se trouve prêt à recevoir la moindre impulsion volontaire de l'âme; tandis que l'âme presque inconsciente de la vie végétative perçoit avec une merveilleuse délicatesse les impressions du monde extérieur, les recherche, les varie à son gré, ou bien, s'isolant dans le domaine de la pensée, arrive par moments à se dégager presque complétement des entraves corporelles.

Tel est l'homme dans son intégrité native. Telles sont les conditions dans lesquelles il doit chercher à demeurer pour suivre sa destination sur la terre, pour remplir ses devoirs et accomplir la plus grande somme possible de bien. Maintenir l'équilibre et l'harmonie entre l'esprit et le corps, voilà le but principal de l'hygiène, car, ainsi que le dit Platon, « ce n'est pas seulement le corps qui, par sa bonne constitution, fortifie l'âme, mais c'est l'âme bien réglée qui, par son autorité, maintient le corps en bonne santé. » Efforçons-nous donc d'abord de connaître notre corps afin d'apprendre à l'apprécier, à le respecter, à en prendre soin.

Quelques-uns, mus par une fausse appréciation de la dignité humaine, croient devoir en prendre de haut avec le corps, le traiter en infime subalterne. Ils négligent de pourvoir régulièrement à ses besoins, lui imposent des tâches exagérées, et sourds aux avertissements qu'ils reçoivent sous forme de lassitude, de malaise, de douleur, de maladie, continuent de le régenter, le considèrent comme un esclave et non comme un associé, sous prétexte de maintenir la supériorité de l'esprit et d'augmenter ses puissances. C'est une déplorable erreur. Comme associés dans les phénomènes de la vie, l'âme et le corps ont des droits égaux : chacun, dans ses attributions, a un mérite équivalent, et, grâce à une prévoyance providentielle, les empiétements de l'un ou de l'autre ont pour conséquence immédiate la répercussion du tort qu'il a causé.

On ne saurait trop répéter : « L'esprit n'est sain que dans un corps sain »; vouloir se retrancher dans une spiritualité orgueilleuse, c'est se condamner à l'impuissance, car si l'on peut attenter aux droits du corps par une volonté ignorante ou mal dirigée, celui-ci prend spontanément sa revanche et diminue dans une égale proportion les puissances de l'esprit, soit dans leur intensité, soit dans leur durée. C'est ce qui arrive à la plupart des personnes vouées aux professions libérales. En négligeant les exercices corporels, en adoptant une nourriture excitante, en retranchant des heures au sommeil, en contraignant l'intelligence à un travail excessif, elles diminuent la vitalité des organes, produisent une surexcitation du cerveau et du système nerveux qui dénature les impressions : la persistance de cet état dévie les facultés physiques et morales et abrége la durée de la vie.

·Y a-t-il au moins une compensation à cette mort prématurée? Peut-on appliquer à ceux qui l'acceptent ou s'y condamnent le mot des épicuriens : « Courte et bonne! » L'esprit gagne-t-il toujours en intensité d'action ce qu'il perd en continuité de puissance? Il n'en est rien. La surexcitation intellectuelle, véritable maladie de l'esprit, causée par l'exercice immodéré de ses facultés et par les raffinements d'une civilisation énervante, ne sert qu'à la production des œuvres de fantaisie et d'imagination; elle ne fait jamais naître — quoi qu'on se plaise à dire — aucune inspiration noble, élevée, dont l'expression artistique ou littéraire soit capable d'exercer une saine influence. Les productions du véritable talent, celles qui durent, celles qui enseignent ou moralisent, celles qui émeuvent par l'irrésistible puissance du Vrai, du Beau, du Bien, sont le fruit d'un effort continu, raisonné, de l'intelligence, ou celui d'un sentiment dont l'habitude se reflète dans les œuvres de l'esprit.

D'autre part, ceux qui doivent au travail manuel le pain quotidien, ceux dont la vie s'épuise dans une lutte incessante pour subvenir aux besoins les plus pressants, se trouvent forcés de demander au corps une dépense de forces exagérée, prolongée outre mesure. Dans de telles conditions, l'esprit n'est appelé à intervenir que dans la direction plus ou moins mécanique du travail. Pour le reste, il cesse pour ainsi dire d'exister, toute la vitalité se concentre dans la machine humaine afin de lui faire produire à chaque instant tout ce dont elle est capable. Par cet effort continu des puissances physiques, non-seulement l'intelligence perd une partie de ses attributs, mais l'homme transformé en simple mécanisme viole les lois de son organisation, use, détruit l'instrument, l'outil vivant, faute de lui accorder l'aliment, le repos, le sommeil, qui pourraient l'entretenir dans des conditions toujours les mêmes de vigueur et de production. Cet emploi abusif des forces physiques a pour conséquences fatales l'affaiblissement graduel, l'étiolement, et livre le corps sans défense à toutes les causes de destruction.

Il y a donc une juste mesure dans l'emploi des forces physiques et des facultés intellectuelles. S'en écarter, c'est rompre l'équilibre qui produit le fonctionnement harmonieux de l'esprit et du corps. C'est l'hygiène qui nous enseigne comment éviter ce danger dans les diverses conditions de la vie réelle, pratique; comment pallier les effets de circonstances que nous ne pouvons changer; si nous lui demandons trop tard ses conseils, elle nous indique les moyens de remédier aux désordres qui se traduisent déjà par l'affaiblissement, l'atrophie partielle, la douleur, les premières atteintes de la maladie.

L'hygiène nous assure la puissance de toutes nos facultés, le contentement intime qui résulte de la vie, nous conserve la santé, source de toutes nos puissances effectives, prolonge notre virilité, épargne les infirmités à la vieillesse et retarde la mort jusqu'au terme qui lui est assigné par les lois de notre nature : c'est cette science, la plus nécessaire et la plus ignorée, qui constitue l'art de vivre longtemps.

VI

La science de l'élevage appliquée à l'homme.

Si nous comparons les animaux d'une même espèce qui vivent à l'état sauvage dans des contrées différentes, nous remarquons entre eux des variations considérables, de taille, de formes, de couleurs, d'habitudes. Le climat, le sol, les ressources dont ils disposent, la vie aisée ou difficile, influent sur chaque espèce de manière à produire des races qui sont en harmonie avec le milieu où elles vivent. Cette faculté d'adaptation est une des nombreuses précautions de la nature pour assurer la perpétuité des espèces.

Pour beaucoup d'animaux, l'homme intervient aussi comme modificateur en les réduisant à l'état de domesticité. L'animal domestique se trouve soumis à des conditions d'hygiène spéciales : l'homme exige de lui des services et, pour en retirer tout le profit possible, lui impose des conditions d'existence que l'on peut appeler artificielles. Cette action de l'homme sur l'animal se manifeste d'une façon très-remarquable chez le bœuf, le cheval, dont il modifie la taille, les formes, le tempérament, les aptitudes, selon le genre de travail ou la variété de produits qu'il veut en obtenir. Les races ainsi transformées se trouvent en harmonie, non plus avec leur milieu, qui est devenu artificiel, mais avec les besoins ou les caprices que l'homme veut satisfaire en les soumettant à la domestication. On confond souvent cette *transformation* de l'animal avec l'*amélioration*, qui est tout autre chose. L'amélioration transforme toujours plus ou moins; mais bien souvent la transformation détériore.

Prenons pour exemple un type d'animal transformé par l'action de l'homme, le bœuf Durham. Il est adulte deux ou trois ans avant les bœufs de races communes, son squelette pèse moitié moins, sa forme générale représente un cube allongé supporté par quatre petits pieds, une graisse abondante marbre partout la chair et forme une couche épaisse entre les muscles et la peau; cette masse informe réalise, pour les éleveurs anglais, le type idéal de l'animal de boucherie. Ce monstrueux produit de l'industrie humaine n'est bon, en effet, qu'à livrer au couteau ; l'éleveur s'est fait fabricant de viande et de suif, il a réussi ; mais s'il prétendait avoir amélioré le bœuf, ce serait une prétention injustifiable. Même au point de vue de la boucherie, les Anglais semblent avoir dépassé le but, car la viande d'un bœuf Durham primé aux concours manque de saveur et de principes nutritifs, l'eau et la graisse y remplacent une trop grande partie de la fibre musculaire.

Le cheval de course constitue également une race transformée par l'homme dans le but de lui donner une seule qualité : la vitesse. Le squelette est léger, les membres très-longs, les muscles maigres ; l'abdomen a diminué de moitié. L'animal chez qui l'on a produit ces qualités de convention ne peut résister ni aux intempéries ni à la fatigue. Capable de lutter de vitesse avec une locomotive pendant quelques minutes, il est impropre à tout travail soutenu ; c'est une bête de luxe, qui exige des soins minutieux et semblerait parfaitement inutile si des hommes — améliorés à peu près dans son genre — ne prenaient plaisir à le voir courir cinq minutes tous les mois.

Ces deux exemples nous prouvent surabondamment qu'au moyen de certains procédés l'homme peut modifier profondément l'organisation des animaux. Le bœuf Durham et le cheval de course sont des types détériorés à dessein, d'après des méthodes presque scientifiques. Pour obtenir chez le bœuf la précocité et l'engraissement exagéré, on lui donne, dès sa naissance, une nourriture très-substantielle ; au lieu de foin et de paille, il mange des racines et des grains ; on hache, broie et cuit sa nourriture pour augmenter l'abondance et le nombre des repas. Renfermé dans l'étable, il est privé d'exercice et de lumière, afin de concentrer toute sa vie dans la digestion. Quant au cheval de course, il mange tout jeune beaucoup d'avoine, on lui impose un exercice violent, on le purge, on le fait suer, jusqu'à ce qu'il arrive au degré voulu de maigreur. Parvenu à son état parfait d'*entraîne-ment*, un rien suffit pour causer de graves désordres dans cette organisation factice : une averse, un coup de vent, causent des accidents mortels.

Cette *détérioration* systématique du bœuf et du cheval diffère donc essentiellement des procédés d'*amélioration* qui constituent la science de l'élevage, dont les notions se répandent heureusement dans nos campagnes. L'élevage n'est autre chose que l'hygiène appliquée aux animaux. On sait que, pour améliorer ou simplement conserver une race, il faut choisir comme reproducteurs des animaux adultes, sains, robustes, présentant au plus haut degré les qualités que l'on désire retrouver dans leur descendance. L'expérience a démontré aussi que, pour obtenir des sujets aptes au travail, on doit leur procurer tout d'abord une nourriture suffisante, ne jamais leur mesurer l'exercice, l'air, la lumière, et ne pas exiger d'eux un travail prématuré. Dans l'éducation des animaux, dans l'élevage, l'intervention de l'homme ne doit donc se faire sentir que par quelques précautions, quelques bons offices, qui facilitent l'évolution normale conformément aux lois de la nature.

L'éducation physique de l'homme est soumise aux mêmes principes que celle des animaux, et cependant aucun animal domestique n'est élevé d'une manière aussi anormale que l'enfant. Aussi quels sont les résultats ? Nous avons vu que, sur 100 enfants, il n'y en a pas 50 qui arrivent à l'âge de 7 ans ! Et parmi ceux qui survivent à ce massacre des innocents, combien d'êtres rachitiques, étiolés, phthisiques, incapables de tenir leur rang d'homme dans la société ! En France, sur 100 jeunes gens qui sont soumis à la loi du recrutement, il y en a 50 à peine bons pour le service.

Encore a-t-il fallu abaisser la taille et se montrer peu exigeant sur les garanties de force et de santé. Bien plus, le nombre des jeunes gens inscrits pour le recrutement était de 304,000 en 1873, de 290,000 en 1874, de 283,000 en 1875 et de 277,000 en 1876, ce qui prouve une diminution croissante dans le nombre d'enfants qui parviennent à l'âge adulte.

Pour tout ce qui concerne les animaux, chacun se montre d'une sollicitude extrême. Les comices agricoles encouragent par tous les moyens l'amélioration et la conservation des races. S'il survient une épidémie, les gouvernements font procéder à des enquêtes, établissent des cordons sanitaires pour prévenir la contagion, offrent des récompenses à ceux qui guériront le mal ou en préviendront le retour. Pour l'homme, c'est tout différent, et ce que l'on a imaginé de mieux fut l'exposition d'enfants organisée à New-York par le fameux Barnum, où les parents des plus beaux bébés reçurent de fortes primes d'encouragement.

Est-ce que l'avenir d'un enfant ne vaut pas celui d'un veau ou d'un poulain? Il y a des vérités pénibles à reconnaître et à exprimer, on les cache, on les atténue par un sentiment de pudeur pour la dignité humaine. C'est ajouter une faute à un mal. Ne craignons donc pas de dire tout haut ce que l'on constate à mi-voix : dans beaucoup de pays civilisés, on déploie plus de sollicitude et d'intelligence pour l'élevage des bêtes que pour l'éducation physique des enfants : en outre, on accepte la mortalité de l'enfance — produite par l'ignorance ou l'abandon — comme une plaie fatale de l'humanité, et, comme la mort des enfants ne semble représenter aucune perte matérielle, on se prépare moins à la prévenir que s'il s'agissait d'arrêter les progrès d'une épizootie. Et, chose étrange, ce résultat désastreux ne provient pas, le plus souvent, du manque d'amour maternel, mais seulement d'une ignorance absolue des principes de l'hygiène, de la nature de l'homme, de sa valeur dans le corps social. C'est une occasion de plus de répéter le mot de Montaigne : « Tout le mal, chez nous, vient d'ânerie. »

Eh bien, appliquons-nous à faire disparaître au plus vite cette ânerie déplorable, cause de tous nos maux, et commençons par jeter quelque lumière sur les questions les plus urgentes, celles qui se rattachent à l'éducation physique de l'enfance. C'est là le premier pas dans tout progrès humain. Si ce point est négligé, tout ce que l'on essayera ensuite pèchera par la base. Vous ne pourrez faire ni des citoyens, ni des soldats, ni des savants, ni des artistes, si vous ne commencez par faire des hommes : au fond de toute question sociale se trouve une question d'hygiène.

La vie de l'homme n'est pas plus fragile que celle des autres animaux. Dans les climats tempérés surtout, il ne doit accuser que lui-même de la mortalité exceptionnelle qui frappe sa race. Nous connaissons les causes de ce déplorable résultat, par conséquent il ne tient qu'à nous d'en atténuer progressivement les effets jusqu'à les faire disparaître. Nous devons nous résigner, en ce qui concerne la généralité des individus, à une lente restauration des conditions normales de l'humanité, parce que la nature ne procède point par brusques transitions. Les maux dont nous souffrons proviennent d'une déviation des lois de la vie accumulée par un grand nombre de générations ; il faut remonter par un nombre égal de degrés pour regagner le niveau primitif. Victimes innocentes de l'hérédité, c'est à nous de ne pas exposer notre descendance aux mêmes causes de décrépitude.

Toutefois il est beaucoup plus facile, en pratique, d'améliorer une race de bêtes qu'une race de gens, parce que chez les bêtes la partie intellectuelle ne contrarie pas les actions physiologiques et la mise en pratique de l'hygiène. Mais, chez l'homme, les intérêts, les passions, prennent aisément le dessus pour s'opposer à la réalisation des théories universellement approuvées. C'est un motif de plus pour répéter, pour vulgariser la vérité, afin de la faire pénétrer peu à peu dans les esprits et dans les mœurs.

La première condition à réaliser dans une entreprise rationnelle d'élevage, c'est le choix du père et de la mère. Tous les agriculteurs en sont convaincus et cherchent le mieux sous ce rapport. Dans les unions humaines, des considérations d'une tout autre nature entrent en ligne de compte : les circonstances de voisinage, de convenance, d'intérêt les déterminent souvent. Souvent aussi, — mais ce devrait être toujours, — le mobile est l'attraction mutuelle de deux êtres qui s'aiment, et ce sentiment pouvant provenir d'une appréciation des qualités morales autant que de celle de la beauté physique, l'amour, première condition de bonheur et de moralité dans le mariage, devient fréquemment une cause de choix malheureux au point de vue de l'hérédité. Nous héritons, en effet, de la constitution de nos parents; ils nous transmettent la force ou la faiblesse, la santé ou la maladie. C'est une raison de plus pour nous efforcer de conserver pour nous-mêmes et de donner à nos enfants par une saine éducation ce trésor de la santé, — le plus précieux et le moins bien gardé, — puisque la dégénérescence qui résulte de l'ignorance, de l'apathie, de la misère, du vice, se transmet infailliblement de génération en génération.

Danton, rajeunissant les idées spartiates, voulait que l'enfant appartînt à l'État : l'enfant a des droits qui priment tous les autres, droit à la vie, droit à l'éducation, mais l'État serait impuissant à les lui garantir, il n'en peut espérer la sanction que dans la famille, la providence les lui assure dans l'amour maternel, — à la condition que cet amour soit intelligent, éclairé ; à la condition que les parents connaissent assez les lois de la vie pour les appliquer à l'éducation de leurs enfants comme ils les appliqueraient à l'élevage des animaux. C'est demander peu, mais, pour ce qui concerne le corps, cela suffit. L'intelligence, le cœur, l'âme, réclament et reçoivent de tout autres soins, nous n'avons pas à plaider ici leur cause. D'ailleurs, toute éducation intelligente et morale a pour base indispensable une éducation physique saine et rationnelle.

Ce qu'il faut assurer d'abord à l'enfant, c'est un corps vigoureux, une constitution robuste, car tous les soins que l'on consacre à ce résultat ont pour conséquence chez l'homme un développement proportionnel de la vigueur intellectuelle et morale, tandis que l'intelligence, le cœur, deviennent fatalement malades dans un corps malsain. Assurer la santé c'est travailler à la moralité : dans un corps bien équilibré les penchants sont honnêtes, la raison lucide, la volonté énergique, conditions indispensables au maintien des bonnes mœurs.

Élever les enfants selon les lois de l'hygiène, — qui sont celles de la nature, — c'est diminuer leur mortalité, augmenter la moyenne de la vie, permettre au plus grand nombre d'en atteindre les limites naturelles. Les conséquences immédiates pour une nation sont l'accroissement de la richesse et de la force défensive. En supposant que la moyenne des enfants soient capables de gagner leur vie à 16 ans, tous ceux qui meurent avant cet âge causent à la nation une perte égale à la valeur du temps et des soins qu'ils ont coûté, plus une valeur égale pour le temps et les soins qu'il faudra consacrer à un enfant qui prendra leur place. Si l'enfant commence à se suffire, à produire, à l'âge de 16 ans, et que la moyenne de sa vie s'arrête à 40 au lieu de 80 ans, ce qui n'est pas la moyenne normale naturelle, la nation perd la valeur de ce qu'il aurait produit pendant 40 années! Combien de milliards perdus chaque année représentent la mortalité des enfants et la faible moyenne de la vie, sans compter la plus-value de production qui résulterait d'un accroissement de vigueur physique et morale chez ceux qui composent la partie adulte et semi-valide de la nation?

De plus, chaque homme pouvant être appelé, par patriotisme ou par obéissance aux lois, à défendre la patrie, chacun doit être prêt à subir les épreuves de la vie de soldat. Le courage ne suffit pas; sans la force corporelle, sans une bonne constitution, les plus braves périssent par milliers dans les hôpitaux ou succombent sur les routes. Si tous les citoyens de 20 à 60 ans se trouvaient préparés par une bonne constitution, un corps robuste, une âme virile, à défendre le sol natal, un pays moins grand et moins peuplé que la France n'aurait rien à redouter d'une coalition de l'Europe.

VII

Vivre, c'est brûler.

Les poëtes et même les philosophes de tous les temps se sont plu à comparer la vie à une flamme : une sorte d'intuition leur a révélé la formule que peut en donner la science : vivre, c'est brûler.

Brûler? dites-vous, mais quel rapport y a-t-il entre la combustion d'un morceau de bois ou de charbon, la flamme d'une bougie et la cause qui entretient notre existence? Notre corps, il est vrai, se maintient constamment à une température assez chaude, mais où est la flamme, où voyez-vous du feu dans la machine humaine? — De la flamme, il n'y en a point; mais le feu, il existe partout et la vie cesse dès qu'il s'éteint. Voyons donc comment les choses se passent.

Le monde que nous habitons est composé en grande partie de deux substances, l'*oxygène* et le *carbone*, qui ont l'une pour l'autre une vive affinité et dont l'union rapide développe une telle quantité de chaleur que les molécules de carbone devenant incandescentes, c'est-à-dire prenant une couleur lumineuse rouge ou blanche, produisent ce que nous appelons le feu, la flamme. Le carbone vous est familier sous forme de bois, de houille, mais il existe partout, dans les animaux, les plantes, les pierres. Si vous exposez à un feu vif un morceau de viande, une tranche de pain, une pomme, ils se dessèchent, roussissent puis se *charbonnent*, c'est-à-dire laissent voir à nu le charbon qui s'y trouvait uni à d'autres substances. L'huile, le suif, contiennent également du charbon, et vous pouvez l'isoler facilement en passant une assiette sur la flamme d'une chandelle ou d'une lampe. Toutes les roches calcaires ont pour base la chaux unie à du carbone et à de l'oxygène. Nous le trouvons encore dans l'air, et il entre pour près d'un quart dans la composition de notre corps.

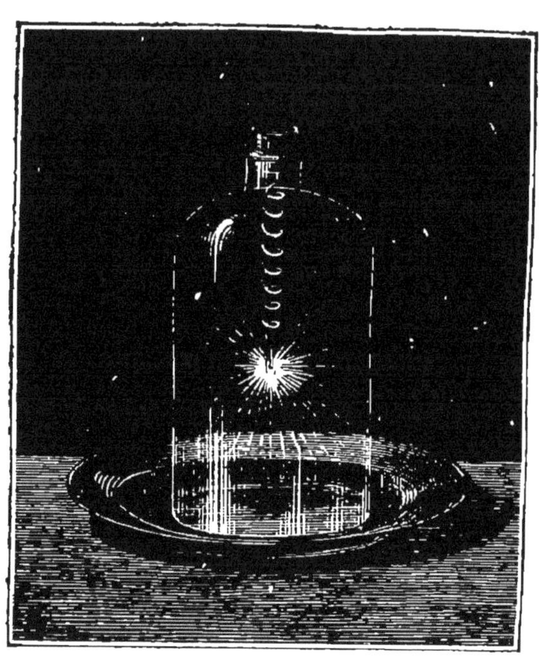

Combustion du fer dans l'oxygène.

Quant à l'oxygène, c'est le roi du monde : les trois quarts de notre corps ne sont pas autre chose, les roches et les minéraux l'ont accaparé à l'époque du chaos pour former la croûte terrestre ; les eaux de la mer, des lacs, des fleuves, consistent simplement en une combinaison très stable d'hydrogène et d'oxygène ; l'atmosphère dans laquelle nous vivons est un mélange d'azote et d'oxygène dans lequel se trouvent en outre de l'acide carbonique et de la vapeur d'eau. Croyez-vous maintenant que ces deux importants personnages, carbone et oxygène, méritent que nous fassions leur connaissance ?

Dans toutes les combinaisons où il se trouve, le carbone joue un rôle passif. L'activité, l'initiative, appartiennent à l'oxygène. C'est un dévorant ; il s'empare de tout ce qui se trouve à sa portée : du gaz hydrogène pour faire de l'eau ; du fer pour former de la rouille ; du carbone pour produire le gaz acide carbonique. Chacune de ces alliances donne lieu à une combustion : le clou qui rouille brûle comme le charbon qui se consume et la bougie qui s'enflamme. Pour nous, le mot combustion signifiera donc union de l'oxygène, corps comburant, avec un corps combustible, hydrogène, métal ou carbone. Si l'union se fait lentement comme dans la formation de la rouille, nos sens ne perçoivent ni la

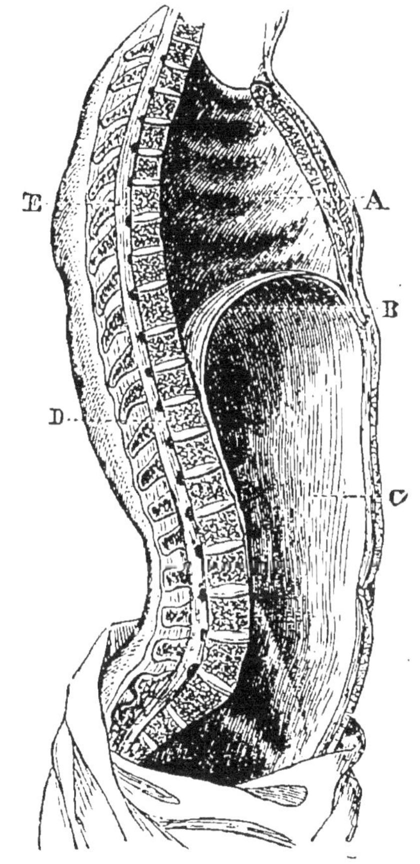

Coupe du tronc et de ses cavités. — A, cavité de la poitrine. B, diaphragme. C, cavité de l'abdomen. D, colonne vertébrale. E, canal de la moelle épinière.

chaleur ni la lumière qui en résultent, mais, lorsque l'action est rapide, nous les constatons aisément.

Pour le démontrer, on fait, dans les cours de chimie, l'expérience suivante. Dans un flacon plein d'oxy-

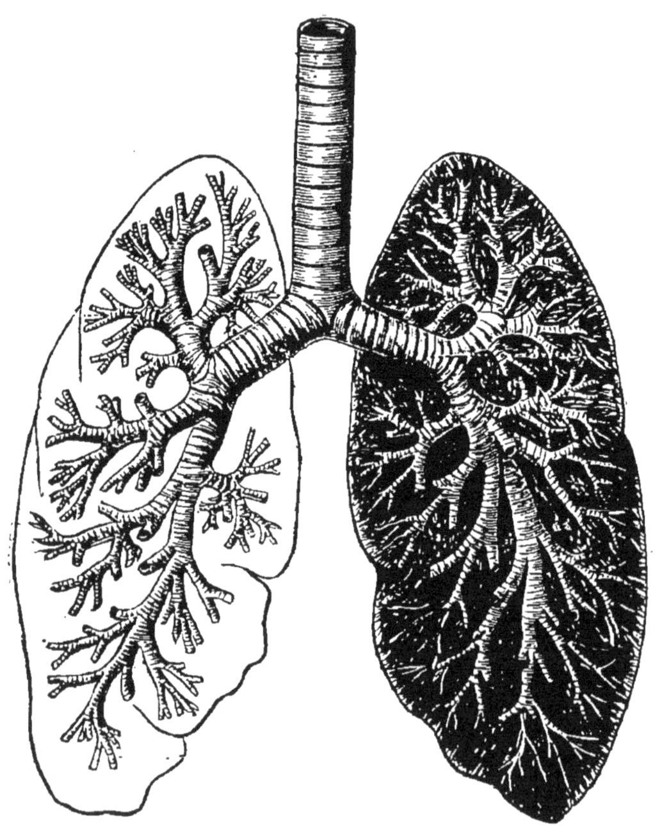

Les conduits aériens.

gène on introduit un fil de fer à l'extrémité duquel est fixé un fragment d'amadou auquel on a mis le feu. Sous l'action de l'oxygène, la combustion de l'amadou prend une vive intensité, le fer s'échauffe et l'oxygène s'unissant à lui très-rapidement pour former de l'oxyde de fer, de la rouille, il en résulte une lumière éblouissante et une chaleur suffisante pour fondre l'oxyde sous forme de globules. Nous pouvons déduire de cette démonstration que l'oxygène, en s'alliant à d'autres substances, produit toujours une certaine quantité de chaleur, qu'il les brûle, et que l'oxydation, à tous degrés, est une véritable combustion. Ce point étant établi, voyons en quoi consiste la combustion humaine qui entretient la chaleur et la vie.

Deux systèmes d'organes, deux appareils sont chargés de cette importante fonction : les organes de la respiration et ceux de la circulation. Occupons-nous d'abord de l'appareil respiratoire.

L'examen de la figure ci-jointe (p. 69) vous montre l'intérieur du corps divisé en deux chambres par une cloison musculaire que l'on appelle le *diaphragme*. La partie supérieure forme la cavité de la poitrine ; l'inférieure, la cavité de l'abdomen. Dans la cavité de la poitrine sont logés les poumons et le cœur. Les parois de cette cavité sont en partie mobiles : ce sont les côtes et le diaphragme : leur mouvement alternatif, régulier, ressemble à celui d'un soufflet. Les côtes se relèvent et le diaphragme s'abaisse, un vide partiel se produit dans la poitrine dilatée, de l'air passe par la bouche ou les narines, puis par les bronches pour combler ce vide : ensuite les côtes retombent, le diaphragme remonte, la cavité pectorale diminue et, comme un soufflet qui se ferme, chasse, par les conduits aériens, une partie de l'air qu'elle contenait. Tel est l'ensemble de la respiration qui se compose de deux temps bien distincts : l'*inspiration* et l'*expiration* par lesquelles de l'air est aspiré puis rejeté, selon que la poitrine se dilate ou se resserre.

Suivons maintenant les détails de cette double opération.

Une fois que l'air a traversé les narines ou la bouche, il franchit le passage étroit du larynx pour entrer dans un large conduit nommé *trachée-artère*,
lequel se bifurque en deux tubes moins gros, les
bronches, qui se bifurquent à leur tour, de proche
en proche, comme les rameaux d'un arbre et font
pénétrer des canaux de plus en plus étroits dans le

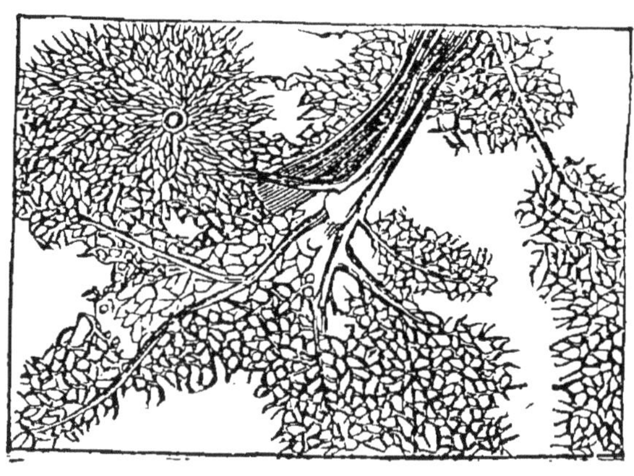

Tissu des poumons.

tissu des poumons. Celui-ci se compose essentiellement de petites cellules formées par de minces membranes dans lesquelles circule un réseau microscopique de vaisseaux sanguins.

Nous voici obligés, avant d'aller plus loin, de décrire
un autre système d'organes : l'appareil circulatoire.
Je vous en ai dit déjà quelques mots en vous décrivant l'ensemble de la *machine humaine*, mais nous
avons besoin de le connaître plus complétement pour
expliquer la combustion vitale.

Vous avez vu le cœur du bœuf, du mouton; celui

de l'homme a la même apparence, la même disposition. C'est un muscle ou mieux une réunion de muscles formant quatre chambres séparées par des cloisons, mais communiquant au moyen de portes qui
agissent à la manière des soupapes d'une pompe

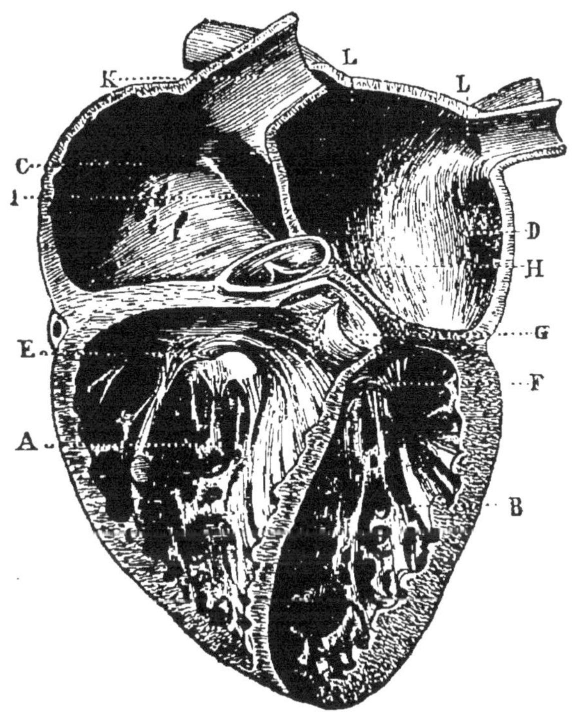

Coupe du cœur. — A, ventricule droit. B, ventricule gauche. C, oreillette droite. D, oreillette gauche. E, F, G, valvules. H, origine de
l'aorte et valvules. I, orifice de la veine cave inférieure. K, veine
cave supérieure. L, L, orifices des veines pulmonaires.

aspirante et foulante. Décrivons-le en suivant le cours
du sang dans ces quatre chambres. De gros troncs
veineux (veines caves) apportent dans la première
chambre (oreillette droite) le sang noirâtre qui revient

par les veines de tous les points du corps. Pour l'y
faire affluer plus vite, les parois élastiques de la chambre se dilatent, font le vide, et le liquide se précipite
pour le remplir, comme l'eau monte dans la pompe
dont on augmente la capacité en soulevant le piston.
Dans le même temps la cavité opposée, à gauche, ou
quatrième chambre (oreillette gauche) se dilate aussi et
appelle le sang artériel d'un **rouge** vermeil qui revient

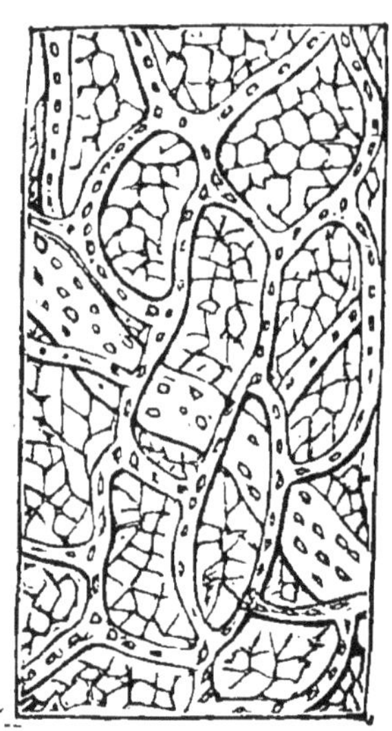

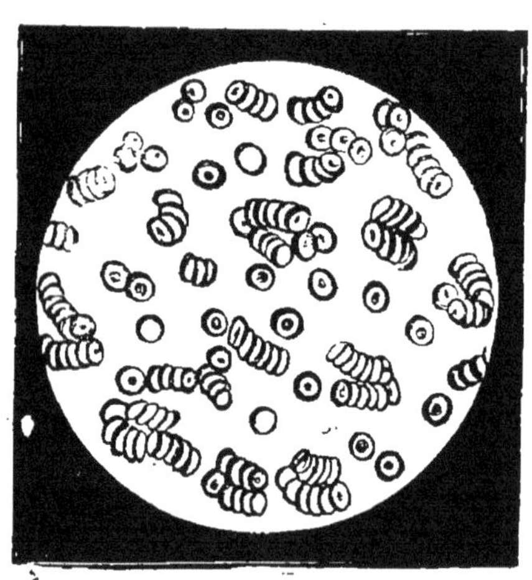

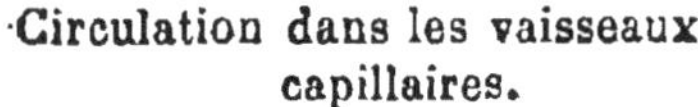

Circulation dans les vaisseaux   Globules sanguins.
        capillaires.

des poumons : voilà le premier temps de l'action du
cœur. Après un repos presque imperceptible, les deux
chambres supérieures se contractent, et, grâce à la
disposition des portes ou soupapes, le sang veineux
de la première chambre passe dans la seconde (ventricule droit). Celle-ci se contracte et lance ce sang
impur dans les poumons, tandis que la troisième
chambre (ventricule gauche) se contracte aussi pour
lancer dans l'artère principale, l'aorte, le sang régé-

néré qui est revenu des poumons dans la quatrième chambre. Je vous fais grâce de l'arrangement des soupapes nommées valvules du cœur, il nous suffit de retenir que ce muscle a quatre compartiments élastiques qui s'enflent et se contractent alternativement; qu'il reçoit à droite le sang des veines, pour l'envoyer aux poumons, et reçoit à gauche le sang artériel, pour le pousser dans les artères où son passage produit, à chaque contraction du cœur, ce que l'on appelle le *pouls*, vieux mot français équivalent de pulsation.

Le sang veineux, avons-nous dit, se trouve lancé dans les poumons, il y pénètre tout le réseau de veines dites *capillaires*, c'est-à-dire extrêmement minces, bien plus minces qu'un cheveu, puisqu'elles ne sont visibles qu'au microscope. Ces veines, qui communiquent entre elles en faisant mille détours, circulent dans l'épaisseur des fines membranes qui divisent en une infinité de cellules le tissu des poumons, puis se continuent par un réseau non moins compliqué de fines artères : c'est dans le tissu même du poumon que le sang veineux se transforme en sang artériel, passe, on peut dire, de la mort à la vie.

Pour apprécier la nature et les effets de cette transformation ou plutôt de cette rénovation du sang nous avons besoin de fixer nos idées sur ce fluide qui circule dans tous nos organes.

Le sang est essentiellement composé d'un liquide incolore (le plasma) formé d'eau, d'albumine, analogue à la substance du blanc d'œuf; de fibrine analogue à la substance des muscles; de sucre, de sels minéraux, tels que le carbonate de soude, le phosphate de chaux. Dans ce liquide complexe nagent de toutes petites gouttelettes de graisse, des globules blancs et un nombre infini de petits disques nommés spécialement *globules du sang*, qui mesurent, en diamètre, un cent vingt-sixième de millimètre : la chimie en a révélé la composition. Ils sont formés d'une sorte d'albumine unie à une matière colorante (l'hématosine) et à une très-minime quantité de fer. C'est la présence des globules rouges qui donne au sang la couleur qu'on lui connaît. Lorsque le sang est exposé à l'air libre, la fibrine qu'il contient en dissolution se contracte, se réunit en fibres enchevêtrées qui entraînent comme dans un filet les globules, et forme ce que l'on appelle un *caillot*.

Les globules du sang jouissent d'une propriété fort remarquable, celle d'emmagasiner les gaz avec lesquels ils se trouvent en contact, pour les laisser s'échapper juste dans le lieu et le moment opportuns. Suivons donc ces myriades de petits ouvriers qui sont chargés de porter dans les parties les plus ténues de nos tissus un gaz vivifiant, l'oxygène, pour en rapporter au retour un gaz délétère, l'acide carbonique.

Lorsque le sang veineux, de couleur sombre, chargé de tous les détritus du corps et saturé d'acide carbonique, arrive dans le réseau capillaire qui remplit le tissu du poumon, ses minces cloisons et la membrane délicate des vaisseaux s'interposent entre lui et l'air qui remplit les cellules pulmonaires. Mais les membranes vivantes très-minces se laissent traverser par les gaz, et, de plus, des gaz de densité différente, comme l'oxygène et l'acide carbonique, tendent toujours à se remplacer mutuellement à travers la membrane qui les sépare. Or voici ce qui résulte de ces deux lois physiques. Les globules chargés d'acide carbonique, qui leur donne une couleur sombre, laissent filtrer ce gaz dans les cellules pulmonaires, tandis que l'oxygène de l'air dont elles sont remplies filtre en sens inverse et vient s'accumuler dans les globules. Ceux-ci, redevenus rutilants, parcourent les artères du poumon, passent, entraînés par le sang, dans la portion gauche du cœur, et de là dans la grande circulation artérielle. Partout sur leur passage ils cèdent une portion de l'oxygène dont ils se sont faits les dépositaires. Cet oxygène, le dévorant que nous connaissons, rencontrant à chaque pas du carbone, s'en empare, le brûle, et de cette combustion résulte un dégagement d'acide carbonique, mélange d'oxygène et de carbone accompagné, comme toute oxydation, comme toute combustion, d'une certaine quantité de chaleur. C'est cette chaleur qui maintient notre corps à la température moyenne de 37 degrés centigrades nécessaire au fonctionnement normal des organes.

Tout notre être se trouve imprégné de ce feu dont l'action répartie sur un nombre infini de points et sans cesse entretenue constitue l'acte fondamental de la vie. Nous consommons ainsi, en 24 heures, de 220 à 230 grammes de carbone, dont la combustion développe une quantité de chaleur suffisante pour élever de 0 degré à 100 degrés, c'est-à-dire à la température de l'ébullition, environ 25 kilogrammes d'eau. Voilà ce que la respiration et la circulation produisent dans notre corps, lentement, insensiblement, constamment; nous ne vivons qu'à la condition d'oxyder, de consumer du carbone, comme le feu de nos foyers, comme la lampe qui nous éclaire. Nous sommes donc fondés à dire pour résumer en trois mots les phénomènes fondamentaux de l'existence : vivre, c'est brûler.

VIII

Influence de l'air et de la lumière.

Le véritable aliment de la vie, c'est l'air que nous respirons. De ses qualités dépend l'harmonie des fonctions essentielles à la vie, qui sont réglées en vue de l'absorption régulière d'un mélange toujours identique, tel qu'on le trouve sur les collines, en pleine campagne. L'air des champs, sans cesse renouvelé par les brises, voilà l'élément pour lequel sont disposés nos poumons, notre sang, nos tissus. Nous possédons en lui le véritable élixir de longue vie. Mais, hélas! combien sont privés de cet indispensable élément de vie et de santé! Et parmi ceux qui l'ont à leur portée, combien se privent volontairement de ses bienfaits!

Nous ne croyons jamais apporter trop de soin dans le choix de nos aliments, nous poussons à l'excès les précautions nées d'un raffinement au moins inutile; nous cherchons, pour les faire punir, toutes les fraudes dont nos boissons peuvent être l'objet; notre imagination grossit aisément le péril dont nous menace une falsification anodine ou une inoffensive substitution; nous traitons ceux qui s'y livrent d'empoisonneurs publics, et par une étrange inconséquence nous nous suicidons volontiers par l'asphyxie lente et l'empoisonnement chronique, faute de respirer l'air pur, vivifiant, dont la Providence a réglé le mélange dans les proportions nécessaires à l'entretien de notre vie. Et cependant le bon air est encore plus nécessaire que le bon pain. Un aliment très-médiocre digéré dans une saine atmosphère fera plus de bien que les mets les plus irréprochables consommés dans un milieu impur.

Nous savons déjà comment fonctionnent les poumons, comment les globules du sang viennent y chercher l'oxygène pour le répartir dans les tissus que sillonnent les artères. Mais en décrivant cette oxydation, cette combustion, source de la chaleur animale indispensable aux fonctions des organes, entretenue en partie par les aliments, en partie par les matériaux mêmes de notre corps qui s'usent, se consument et se renouvellent sans cesse, nous avons simplement constaté les faits dans leur ensemble. Nous savons que pour respirer, pour brûler, pour vivre, il faut absorber de l'oxygène; nous ne nous sommes pas préoccupés de savoir dans quelles conditions ce gaz doit s'offrir aux poumons pour assurer l'échange normal de gaz qui constitue essentiellement la respiration.

Chaque dilatation des parois thoraciques, c'est-à-dire chaque *inspiration* introduit dans les poumons environ un demi-litre d'air, et comme la moyenne des inspirations est de 18 par minute nous consommons, par heure, 540 litres d'air soit 13,000 litres en 24 heures. Tout effort musculaire, tout exercice augmente la quantité d'air respirée dans un temps donné. On peut s'en faire une idée par les chiffres suivants qui représentent la proportion d'air employée dans divers états du corps :

Homme couché	....	1,00
»	debout	1,33
»	marchant lentement	1,90
»	marchant vite	2,76
»	à cheval, au trot	4,05
»	nageant	4,32
»	courant	7,00

Entre le repos absolu et la course à pied la proportion est donc de 1 à 7. Nous pouvons préciser davantage cette évaluation. On a calculé qu'un homme de taille moyenne, à jeun, par une température de 32° centigrades, consomme, chaque heure, environ 24 litres d'oxygène; il lui en faut 26 litres, si la température n'est que de 15 degrés. S'il accomplit un effort, un travail mécanique représenté par l'élévation de 15 livres à la hauteur de 200 mètres en une minute, il consomme par heure 63 litres d'oxygène, et s'il accomplit ce travail pendant la digestion, il a besoin de 71 litres de ce gaz.

Ces chiffres entraînent de curieuses et importantes déductions. Ils prouvent que dans la machine humaine ainsi que dans les mécanismes créés par l'homme, il y a équivalence entre la chaleur produite et la force obtenue. De même qu'un morceau de houille brûlé dans une machine à vapeur transforme la chaleur produite par sa combustion en force mécanique, c'est l'augmentation de la combustion humaine qui produit notre travail. A mesure qu'il augmente d'intensité et développe une plus grande force mécanique, les poumons absorbent une quantité d'air proportionnelle. Nous pouvons donc dire : travailler, c'est brûler.

Les poumons rejettent à chaque *expiration*, c'est-à-dire chaque fois que la poitrine se contracte, une certaine quantité d'acide carbonique. La moyenne, pour un homme au repos, est d'environ 21 litres par heure, soit 11 grammes de charbon pur, de carbone. Mais la proportion d'acide carbonique expiré suit celle de l'oxygène inspiré, par conséquent augmente avec l'exercice, le travail. L'air qui sort des poumons contient, en outre, de la vapeur d'eau et des émanations animales qui acquièrent rapidement une odeur nauséabonde, si elles ne sont pas diluées dans une immense quantité d'air.

L'air atmosphérique renferme, selon les localités, de 4 à 6 dix-millièmes d'acide carbonique : l'air qui sort des poumons en dégage environ 4 pour cent. Si l'on souffle pendant quelques instants dans un tube de verre plongé dans de l'eau de chaux parfaitement

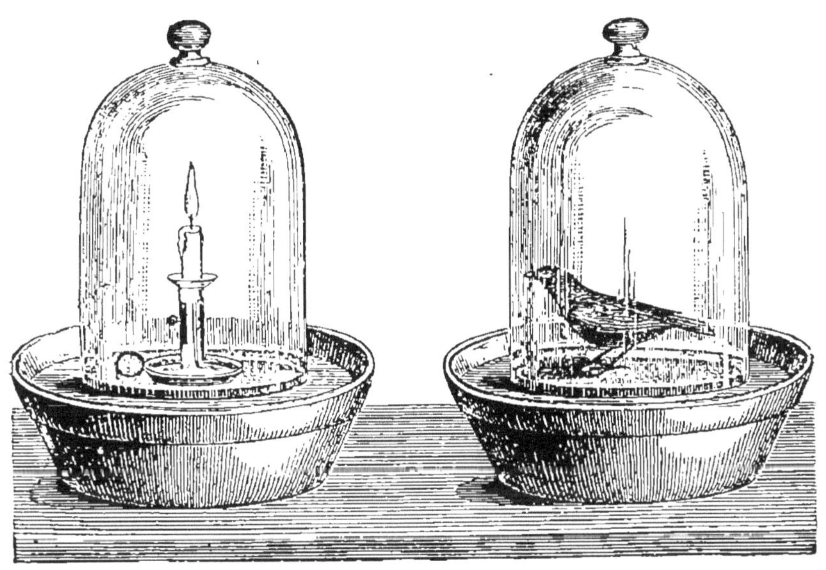

Respiration et combustion.

cristalline, on la voit se troubler par un précipité de carbonate de chaux qui décèle la présence de l'acide carbonique.

Or l'acide carbonique est impropre à la combustion et par conséquent à la respiration. Prenant deux cloches de verre pleines d'air qui ne peut se renouveler, si l'on place dans l'une un oiseau, dans l'autre une bougie allumée, on voit au bout de peu de temps la bougie s'éteindre et l'oiseau tomber asphyxié.

La combustion, par la flamme et par la respiration, a consumé une partie de l'oxygène et l'a remplacé par de l'acide carbonique, et, bien que tout l'oxygène ne soit pas épuisé, le gaz délétère rend inutile ce qui reste. Partout où l'on respire il se produit donc de l'acide carbonique, gaz asphyxiant, dont l'accumulation cause d'abord des douleurs de tête, de la propension au sommeil, puis l'assoupissement et la mort.

Quelque dangereux que soit ce gaz, il l'est moins cependant que les émanations animales de la respiration. Là où il y a encombrement, dans les logements d'ouvriers des villes, dans les colléges, les casernes, les hôpitaux, le *miasme* humain, composé des émanations de la peau et des poumons, constitue une source fatale de maladies : anémie, rougeole, fièvre typhoïde, typhus, et ce mal vengeur de l'hygiène outragée qui conserve le nom sinistre de pourriture d'hôpital.

L'agglomération des hommes dans les grandes villes est une des causes les plus puissantes qui contribuent à abréger la vie. Il meurt annuellement, à Vienne, un individu sur 22, à Paris 1 sur 30. A Liverpool, dans les quartiers aisés, on compte 22 décès sur 1,000 habitants, et 43 sur 1,000 dans les quartiers populeux. A Manchester la mortalité est de 1 sur 28, tandis qu'elle tombe à 1 sur 57 dans la campagne environnante. La respiration des habitants de Paris verse, chaque jour, dans l'atmosphère 600,000 mètres cubes d'acide carbonique. Cette quantité est au moins triplée par l'éclairage et le chauffage. Joignez à cette masse énorme de gaz asphyxiant les gaz, la fumée, les acides, les poussières, les matières putrides, le miasme humain, les germes microscopiques, et vous aurez une idée de l'air qui circule difficilement dans les rues étroites et les cours resserrées. A certaines heures, par un temps de brouillard, cette atmosphère méphitique soumet fatalement toute la population à un empoisonnement partiel. Dans les conditions ordinaires les effets de l'empoisonnement urbain se manifestent par l'anémie, la chlorose, la fièvre typhoïde; lors des recrudescences, il se traduit par des épidémies. Faut-il préciser ces assertions par des chiffres? Nous n'avons qu'à choisir dans une lugubre nomenclature. Si nous considérons le résultat d'une même opération, l'amputation de la cuisse, nous trouvons que dans les hôpitaux contenant 100 malades il meurt 25 opérés sur 100; 31 dans ceux de 200 malades; 40 dans ceux de 400 et dans les hôpitaux de Paris 74 sur 100! Voilà ce que produit l'encombrement humain; l'homme est un poison pour son semblable, s'il ne renouvelle pas constamment l'air qu'il respire.

On estime que l'individu isolé a besoin, pour respirer convenablement, d'environ 20 mètres cubes d'air par heure, qu'il en faut 60 par tête dans les casernes et 80 dans les hopitaux. L'odorat est ordinairement un guide assez sûr pour apprécier l'impureté de l'air souillé par le miasme humain, et l'on peut dire qu'il y a du danger à vivre dans une pièce qui offre, même au plus faible degré, cette odeur caractéristique.

Nous venons de dire qu'une personne isolée a besoin, par heure, de 20 mètres cubes d'air. Cela ne veut pas dire que dans un espace hermétiquement clos, cubant 480 mètres, elle respirera normalement pendant 24 heures. L'air de cet espace se trouverait promptement surchargé d'acide carbonique aux dépens de son oxygène et, infecté de miasme humain, il serait malsain et dangereux au bout de quelques heures. Il ne suffit donc pas de mesurer le cube des appartements pour donner à chacun l'espace indispensable, il faut en outre qu'une ventilation constante, énergique, en renouvelle constamment l'atmosphère, afin que chaque portion d'air ne serve qu'une fois. N'oublions pas non plus de tenir compte de la présence de fleurs, d'animaux, de lumières, qui dérobent à l'homme une part de sa ration. Un chien de grande taille vicie l'air autant qu'une personne ; une bougie allumée y produit autant d'acide carbonique.

L'homme n'a pas seulement besoin d'air libre et pur, il lui faut, comme à la plante, la lumière du jour qui modifie les phénomènes de la vie. Privés de soleil, l'homme et la plante souffrent du même mal, ils se décolorent, s'étiolent : la plante devient stérile, perd sa forme avec sa couleur, languit et se dessèche. Placez-la dans un lieu obscur où ne pénètre qu'un rayon lumineux, et par une sorte d'instinct elle se dirige vers l'étroite ouverture, comme le prisonnier se suspend à la grille de son cachot pour contempler à la dérobée ce premier miracle de la création, sans lequel rien n'aurait vécu : la lumière !

Ne vous est-il pas arrivé d'éprouver une sorte de compassion pour une chétive plante qu'une main attentive cherche vainement à faire prospérer sur une fenêtre exposée au nord, au fond d'une cour étroite encadrée de bâtiments à six étages ? Elle ne souffre pas, et pourtant on la plaint. C'est que nous avons un sentiment inné des harmonies de la nature, tout ce qui n'y remplit pas sa mission nous impressionne péniblement comme une fausse note dans une symphonie. De plus, nous savons que pour les animaux toute déviation de l'ordre établi implique une douleur et nous étendons même aux êtres inanimés notre intérêt et nos sympathies.

Chose étrange! On s'apitoie sur le sort d'un rosier souffreteux; sa vue éveille aussitôt l'image de ce qu'il devrait être, on cherche le coupable de ce crime de lèse-nature, et l'on passe sans y prendre garde auprès d'un enfant scrofuleux, rachitique, pauvre petite créature étiolée à qui l'on refuse l'air et la lumière! Ce n'est pas insensibilité, mais habitude. Le rosier étique nous semble une anomalie : l'enfant malingre n'attire pas notre attention; nous remarquons seulement les exceptions, ceux qui sont vermeils et robustes.

Allez dans les crèches, dans les salles d'asile, dans les écoles des quartiers populeux, et contemplez ces frêles créatures, chétifs descendants d'une génération débile. Voyez-le, ce petit : membres grêles, démarche hésitante, mouvements indécis, chairs flasques, peau terne d'un jaune cendré, cou long et maigre, tête trop forte en apparence, parce que le corps est en retard, pommettes saillantes, nez pincé, lèvres minces et pâles, oreilles plates et transparentes, œil enfoncé dans un cercle bleuâtre; expression anxieuse, physionomie de vieillard. Toute la vie semble concentrée dans le regard; ces grands yeux humides semblent sonder la vie et dire : sauvez-moi! — De l'air! du grand soleil! de libres ébats sur l'herbe! voilà le salut. Avec cela vous en ferez un enfant rose et joufflu, un peu diable, il le faut, mais cœur d'or, car le fond est bon quand le corps est sain, puis, quand il sera fort, vers les dix ans, vous pourrez l'envoyer à l'école, à la condition qu'il y trouve en abondance l'exercice, l'air et la lumière.

Ce n'est pas seulement l'enfant du travailleur, du prolétaire, qui s'atrophie dans l'atmosphère sombre et confinée des grandes villes. La postérité de ceux que l'on appelle « les heureux de la terre » n'est pas mieux partagée. L'avantage est même parfois du côté de l'enfant pauvre. La rue lui appartient et il peut de temps à autre y jouer en liberté. Mais dans les classes aisées l'éducation première commence par supprimer tout ce dont l'enfant a le plus besoin. Les appartements sont bien clos, assombris par des tentures, et Bébé doit comprendre avant son premier mot et son premier pas que l'immobilité est l'apanage des enfants sages et bien élevés. Aussi Bébé est sage, mais à quel prix ! sauf une peau de satin et de plus fines manières, on dirait le frère jumeau de celui que nous contemplions tout à l'heure. Les parents disent qu'il est délicat, mignon, les amis l'en félicitent comme d'un signe d'aristocratie. Pour nous l'un et l'autre sont d'innocentes victimes de l'ignorance, de l'insouciance, des préjugés ; plaignons-les également car ces corps débiles ne peuvent servir de demeure à une âme bien trempée ; en étiolant le corps on atrophie et pervertit leur intelligence. De l'air ! de la lumière !

IX

Le laboratoire de l'estomac.

Vous savez l'histoire légendaire du vaisseau de Pierre-le-Grand. Voulant introduire dans ses États encore barbares les arts et la civilisation des peuples plus avancés, l'empereur de Russie parcourut l'Europe étudiant pratiquement les sciences, les arts et les métiers. En Hollande, il se fit inscrire, incognito, sur la liste des charpentiers et prit part à la construction d'un navire. Plus tard, ce navire dont la hache impériale avait équarri les membrures devint en Russie une relique nationale. A mesure qu'une partie de la coque ou du gréement devenait hors de service, on la remplaçait, de sorte qu'au bout d'un certain temps il n'est plus rien resté du navire primitif dans celui qui se trouvait lui être substitué.

Notre corps est comme ce navire. Il s'use continuellement, mais l'ensemble persiste sans changements notables, parce que chaque parcelle hors de service est enlevée et remplacée immédiatement par une autre toute neuve : les éléments de tous nos tissus, les *cellules*, disparaissent et se renouvellent continuellement. Dans chaque cellule, les atomes qui la composent subissent la même loi : ils s'oxydent, produisent de la chaleur et se retirent pour céder la place à des atomes neufs qui vont subir le même sort. La peau, la chair, les organes, les os même, subissent cette rénovation de leurs éléments.

C'est le sang qui porte partout les matériaux nécessaires à cette tâche incessante de reconstruction; c'est lui aussi qui reçoit, comme un égout, les débris, les détritus, devenus inutiles et dont il faut se débarrasser au plus vite. Sur sa route, les poumons lui prennent l'acide carbonique, et deux glandes, les reins, agissant comme des filtres, au moyen d'un nombre infini de très-minces canaux, s'emparent de divers résidus azotés qui passent dans les urines. Le foie est un autre épurateur, mais la bile qu'il forme avec les impuretés du sang remplit un rôle important dans la digestion, c'est un industriel qui transforme en produits utiles les résidus dont il délivre le sang.

Puisque chaque atome de notre corps est frappé de mort et rejeté à l'état de résidu, tandis qu'un atome neuf vient prendre sa place, il faut que le sang chargé de fournir les matériaux de cette reconstitution générale les puise quelque part. Il les demande à l'estomac et aux intestins, laboratoires vivants, intelligents, pour ainsi dire, chargés de transformer les aliments, les boissons, matières mortes, en une matière vivante devenue sympathique à nos tissus, capable de s'y attacher, de s'y incorporer, de prendre part à leur existence pour quelques instants ou quelques jours.

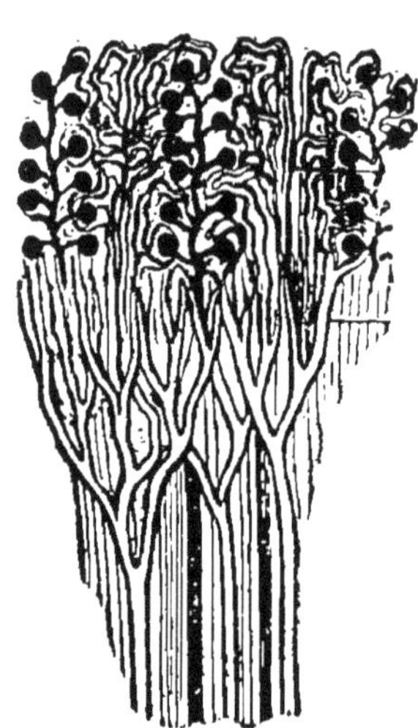
Structure du rein de mouton. — Portion vue au microscope.

Oui, l'estomac, l'intestin, sont de véritables laboratoires de chimie dans lesquels des matériaux bruts et grossiers se transforment avant de passer dans le sang d'où ils sont extraits par chaque tissu, chaque organe, pour devenir une part de nous-mêmes ou pour fournir le combustible nécessaire au maintien de notre température. Les aliments, les boissons, sont donc destinés à deux rôles bien distincts : brûler et reconstruire. Aussi pouvons-nous les classer en deux grandes catégories : les aliments combustibles et les aliments réparateurs ou *plastiques*. Dans la pratique, la distinction n'est pas aussi rigoureuse, mais il n'y a aucun inconvénient à l'adopter pour expliquer la digestion, l'absorption, l'assimilation et la destruction des aliments.

Si l'on décompose l'amidon, le sucre, l'huile, l'alcool, on trouve que ces substances sont formées de trois éléments : hydrogène, oxygène et carbone. Ce sont donc des substances éminemment combustibles. De plus, leur composition est presque identique; aussi, malgré leur différence d'aspect, l'industrie change l'amidon en sucre, le sucre en alcool : des transformations analogues s'exécutent dans notre corps.

D'autre part l'*albumine* qui constitue le blanc d'œuf, la *fibrine* ou fibre musculaire de la viande, la *caséine*, substance coagulable du lait, fournissent à l'analyse quatre éléments : hydrogène, oxygène, carbone et azote. La présence de ce dernier leur a fait donner le nom de *substances azotées*. Leur composition correspond à celle de nos tissus, de nos organes, ce sont les aliments réparateurs ou plastiques, c'est-à-dire destinés à s'incorporer à nous, à devenir notre sang, notre chair.

Maintenant que nous avons fait connaissance avec les matériaux combustibles et assimilables qui constituent les aliments, voyons un peu comment les choses se passent dans le laboratoire où ils subissent les actions de la chimie vivante.

Avant toute chose, les aliments doivent passer au moulin, être *broyés* par les dents. Ceci ressemble, n'est-ce pas, à une vérité de M. de la Palisse? Eh bien, il paraît que sa naïveté même la fait ignorer ou dédaigner. Que de mauvaises digestions, que de gastralgies causées par l'ingurgitation d'aliments auxquels on a fait traverser le moulin sans passer sous les meules! L'estomac ne peut agir convenablement et rapidement que sur un aliment réduit à l'état de pulpe : avaler sans mâcher, c'est entraver ou retarder ses fonctions. Bien plus, la digestion commence dans la bouche. Mâchez pendant quelques minutes une bouchée de pain, elle s'imbibe de salive fournie surtout par les *glandes parotides* situées non loin de l'o-

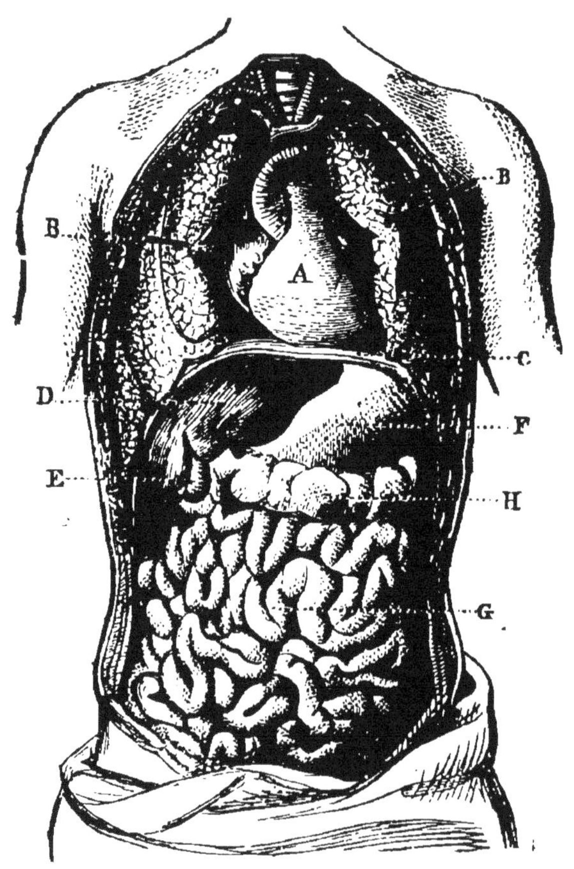

Les organes de la digestion. — A, cœur. B, B, poumons écartés pour laisser voir le cœur. C, diaphragme. D, foie. E, vésicule biliaire. F, estomac. G, intestin grêle. H, côlon transverse.

reille, elle acquiert peu à peu une saveur sucrée. Analysez-la; vous y trouverez en effet du sucre qui s'est formé aux dépens d'une petite quantité d'ami-

don. Pendant la mastication, l'estomac se dispose
d'ailleurs à recevoir la pâte molle que vous lui pré-
parez, il sécrète, par une infinité de petites glandes,
le suc gastrique destiné à modifier chimiquement les
substances azotées pour les préparer à une absorption immédiate, tandis que les aliments combustibles,

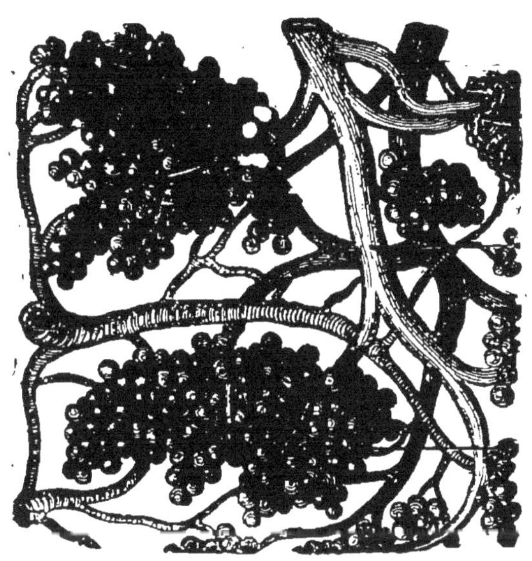

Portion de la glande parotide grossie.

farineux, matières grasses, continuent leur route vers
l'intestin. Là ces aliments rencontrent le produit de
deux autres glandes : le suc pancréatique qui transforme l'amidon en sucre, et la bile qui *émulsionne*,
c'est-à-dire divise à l'infini les matières grasses.

L'ensemble de ces opérations constitue la digestion,
c'est-à-dire la dissolution, la modification des aliments qui permet leur absorption, leur passage dans
le sang. Lorsque deux liquides de densité différente
sont séparés par une mince membrane et surtout par
une membrane vivante, ils peuvent passer au travers;

et le courant le plus fort se fait d'ordinaire du moins dense vers le plus dense. L'instrument nommé osmomètre permet de vérifier ce fait capital de la vie : il se compose d'un tube largement évasé à la partie inférieure qui est fermée par une membrane, un morceau de vessie. On verse de l'eau sucrée dans le tube et on le maintient plongé dans un vase d'eau pure : au bout de quelque temps le niveau du liquide a monté dans le tube, ce qui prouve l'entrée d'une certaine quantité d'eau pure, et l'on constate la présence d'un peu de sucre dans l'eau du vase qui n'en contenait point. C'est cette remarquable propriété des membranes qui permet aux aliments digérés de passer par absorption dans les vaisseaux sanguins et *chylifères*.

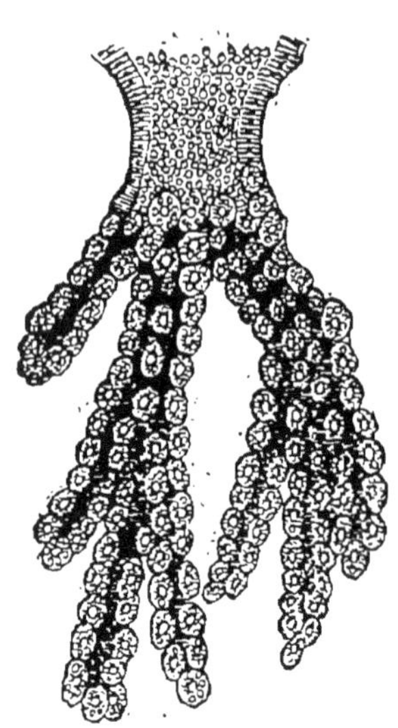

Glandules de l'estomac.

Les matières azotées, dissoutes et rendues assimilables par l'action du suc gastrique, sont absorbées immédiatement, ainsi que la plus grande partie des boissons, par de toutes petites veines qui forment un réseau compliqué dans la membrane de l'estomac. Les aliments gras et féculents réduits en sucre ou *émulsionnés* par le suc pancréatique et la bile constituent ce que l'on appelle le *chyle*. Celui-ci est absorbé par des canaux spéciaux, les vaisseaux chylifères, qui les versent ensuite dans les veines.

Ce qui échappe à l'action digestive continue sa route dans l'intestin, qui s'en débarrasse périodiquement.

Quelle étonnante concordance, quelle merveilleuse simplicité dans cet enchaînement d'actions physiques,

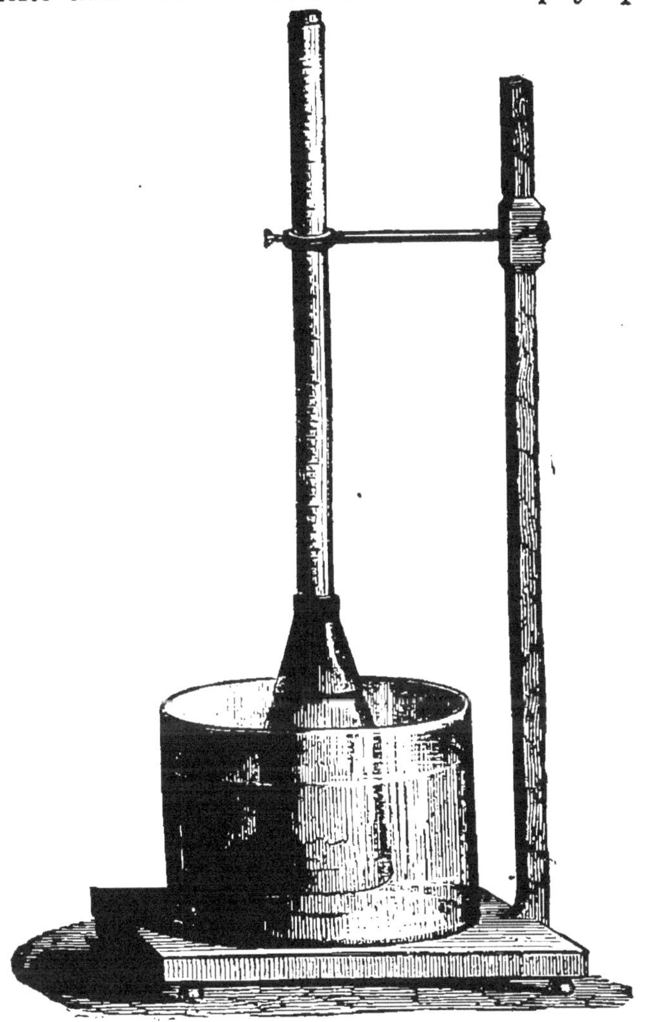

Osmomètre.

chimiques et vitales! Et cependant leur explication scientifique date d'hier : elle est à peine achevée. Mais à quoi bon tout cela? direz-vous, Nos arrièregrands-pères digéraient, depuis Adam, sans se douter de ce qui se passe dans notre laboratoire. Quel rapport y a-t-il entre cette chimie et l'art de se bien porter pour vivre le plus longtemps possible ? Les ignorants digèrent si bien — et les savants si mal !

Vous venez justement de résoudre la question, si nous entendons par savants les hommes qu'une civilisation incomplète, hésitante ou déviée, éloigne de la vie naturelle, et par ignorants ceux qui demeurent assez près de l'état primitif de l'humanité. Les hommes primitifs, ceux qui vivaient il y a cinq mille ans, comme les habitants actuels de quelques îles océaniennes sont suffisamment guidés par l'instinct pour ce qui regarde la vie matérielle : mais la vie civilisée place l'homme dans un milieu plus ou

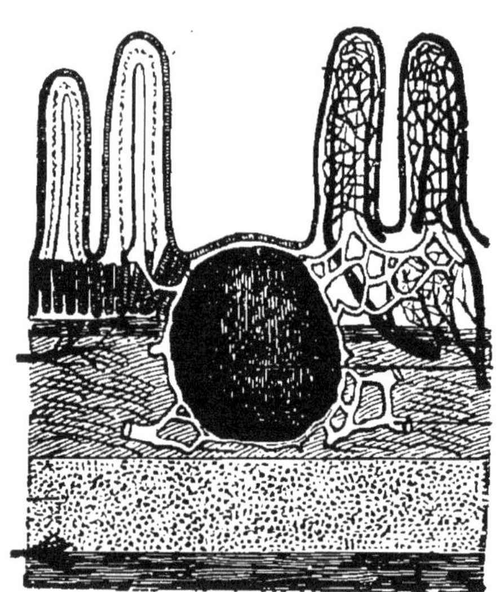

Origine des vaisseaux absorbants.

moins factice qui le déroute, l'égare. Son tempérament, ses habitudes, ses goûts, ses besoins sont modifiés. Les préoccupations d'une lutte continuelle contre les éléments et contre ses concurrents immédiats, les nécessités ou les séductions dangereuses d'une existence surexcitée l'habituent peu à peu à ne plus comprendre ou à dédaigner ouvertement les suggestions instinctives. Arrivé à cet état, c'est par le raisonnement qu'il peut revenir aux lois de la nature.

Dans tous les pays et dans tous les temps la civilisation mal dirigée a produit les mêmes aberrations, les mêmes excès, les mêmes vices : l'un d'eux est le luxe de la table, la gourmandise par laquelle l'homme vit pour manger. Salomon lançait déjà cet avertissement à ses contemporains : « La bouche tue plus de gens que l'épée. » Plutarque se plaignait de ce que « les artifices des cuisiniers et des pâtissiers reculent sans cesse les limites de la volupté et dépassent toute raison. » Sénèque, s'adressant aux Romains de la décadence, s'écriait : « Vous vous plaignez de la multitude de vos maux.... chassez vos cuisiniers! »

Les sauces ont changé, mais le résultat est le même. Nous nous tuons à table, nous payons nos cuisiniers pour abréger notre vie — selon les règles de leur art. Lorsque le docteur Héquet allait visiter un malade opulent, il se faisait conduire à la cuisine, embrassait le chef d'office et disait au personnel surpris de sa présence : « Mes amis, je vous dois de la reconnaissance pour tous les bons services que vous nous rendez, à nous autres médecins : sans votre art empoisonneur la Faculté irait bientôt à l'hôpital. »

Nous traitons en forçats l'estomac, l'intestin, tous les instruments de la digestion. Après avoir mangé suffisamment pour réparer l'usure du corps et suffire au travail que nous lui demandons, nous mangeons encore parce que nous y trouvons du plaisir. Nous entassons d'inutiles matériaux dans cet estomac qui proteste par la gêne, la douleur, mais redouble d'activité pour accomplir un surcroît de tâche. L'intestin suit son exemple, tous les auxiliaires de la digestion s'évertuent jusqu'à l'absorption complète. Mais le sang se trouve chargé de matériaux surabondants, comment va-t-il en disposer ? Le moins mal possible, assurément, car la nature est indulgente pour nos excès et ne châtie sévèrement que le pécheur endurci. L'estomac a déjà protesté, ainsi que l'intestin, sous forme de douleur, d'oppression ; le sang fait à son tour des remontrances qui se traduisent par la congestion de la face, la somnolence, la fatigue des reins et du foie. Cependant il cherche à placer l'excédant de carbone et d'azote dont vous l'avez chargé, il en fait de la graisse, de la bile, de l'*urée* qui s'échappe avec l'urine à moins que son abondance l'oblige à se répandre dans les articulations pour y installer la goutte.

Mais tous ces ouvriers surmenés, estomac, intestin, reins, foie, perdent graduellement la faculté de faire face à leur tâche excessive, ils tombent malades, se congestionnent, s'atrophient ; l'imprudence de quelques années, de quelques semaines peut-être, nous condamne à n'en plus recevoir que des services incomplets dont la conséquence est une mort prématurée.

L'étude de ce qui se passe dans le laboratoire vivant de notre corps nous permet de calculer exactement le poids de carbone et d'azote dont nous avons besoin pour subvenir à l'entretien des organes et à la dépense de force qu'exigent l'exercice et le travail. De plus nous savons aujourd'hui comment estimer, au point de vue pratique, la valeur des divers aliments. Nous comprenons, par exemple, pourquoi une ration de fèves ou de haricots vaut plus qu'un filet de bœuf rôti, car 100 grammes de celui-ci contiennent $3^{gr},50$ d'azote et 8 grammes de carbone, tandis que 100 grammes de fèves renferment 42 grammes de carbone et $4^{gr},50$ d'azote.

Cette réhabilitation scientifique d'aliments à bon

marché ne manque pas d'importance, car si la goutte est « la maladie des grands, » comme disaient les Latins, si les classes riches et oisives se tuent d'indigestion, les classes laborieuses, en bien des endroits, s'épuisent faute d'une nourriture suffisamment réparatrice. Enseignons à ceux-là, en attendant de les convier à la poule au pot de Henri IV, les moyens de se composer, à peu de frais, un menu sain, contenant les éléments de rénovation corporelle et les matériaux dont la combustion se traduit par un développement de force musculaire. L'hygiène de la table offre donc aux pauvres comme aux riches des moyens sûrs d'éviter les maladies et de prolonger l'existence [1].

X

L'exercice et le travail.

Chaque mouvement de la machine humaine nécessite une force. Or la force n'existe toute faite nulle part, il faut la *produire*, c'est-à-dire y employer quelque chose. Dans la machine à vapeur, nous brûlons de la houille dont la combustion se transforme en force mécanique : dans une machine bien construite, la quantité de force obtenue est proportionnelle au poids de combustible employé. Dans le corps humain, la production de la force résulte aussi d'une com-

1. Lire « La chimie de la cuisine » et « Sources chimiques du travail », dans *La chimie des champs.* Petite bibliothèque illustrée, Paris, Hachette et Cie. Nous publierons, dans cette collection, un *Traité d'alimentation.*

bustion, mais le combustible commence par s'incorporer au mécanisme, de sorte que, dans chaque partie de notre corps, c'est l'instrument qui se consume à mesure qu'il agit. Il ne s'use pas seulement à la surface, comme les outils de nos ateliers, c'est toute sa substance, toute sa masse qui se décompose et se brûle.

Mais cette usure de l'outil humain par le travail n'est qu'une accélération de l'usure continuelle qui constitue son existence même. Nous le savons : vivre, c'est s'user, c'est brûler. Travailler, exercer les organes, c'est vivre un peu plus fort, s'user plus vite, brûler plus activement. La vie ne continue que par le remplacement de chaque molécule disparue : la vie rendue plus active par l'exercice, par le travail, exige un remplacement plus rapide ; une consommation d'aliments proportionnelle à la quantité de tissus dépensée, de chaleur produite, de force obtenue.

Après avoir consommé la quantité d'aliments combustibles et plastiques nécessaire à l'entretien de la vie, c'est-à-dire une *ration d'entretien*, nous devons donc y ajouter une *ration de travail* proportionnelle à la force mécanique dont nous voulons disposer. Faute de cette précaution, nous emploierons comme source de force une partie de nos tissus, muscles, graisse, et au bout de très-peu de temps la portion dont ils peuvent disposer impunément se trouvant épuisée, nous en serons avertis par la fatigue, la faiblesse, la douleur, l'impuissance.

Les mécanismes les plus parfaits créés par l'homme se détériorent par l'effet des agents extérieurs, s'ils demeurent inactifs ; s'ils fonctionnent, ils se détruisent graduellement par l'usure des matériaux. La machine humaine, au contraire, se renouvelant à chaque instant dans tout son ensemble, conserve indéfiniment ses puissances. Bien plus, l'activité régulière de sa rénovation assure la plénitude de sa force et la continuité presque indéfinie de son existence. Pour elle, travailler, c'est gagner en puissance, en précision et en durée.

Tels sont les principes qui régissent les questions de l'exercice et du travail. Faute de s'en bien pénétrer et de les mettre régulièrement en pratique, la plupart des hommes restent fort au-dessous du développement normal de leurs forces corporelles, intellectuelles et morales. Combien se rendent compte même de ce que l'exercice régulier, systématique et harmonieux de nos facultés produirait de bien pour l'individu et pour les collectivités ?

Ne considérons, pour le moment, que la force physique. Tout muscle exercé augmente en volume, en densité, en énergie. La gymnastique raisonnée, l'*entraînement*, produisent ce résultat chez tout homme sain. Quelques sujets sont doués d'une disposition spéciale à cet accroissement graduel des forces sous el double influence d'un exercice progressif ou bien soutenu et d'un régime suffisamment réparateur. Parmi ceux-là se recrutaient les anciens athlètes. Ce sont eux qui fournissent encore les lutteurs, les boxeurs, les *hercules* des exhibitions publiques. De tout temps les Anglais ont excellé dans l'art de développer la force musculaire. Ce sont eux qui ont fourni les *phénomènes* les plus remarquables.

Le capitaine Barclay, déjà connu comme le meilleur marcheur du monde, offrit en 1809 de parcourir à pied 1000 milles (de 1,609m) en 1000 heures. Il soutint sa proposition par un pari de 75 000 francs, et l'ensemble des paris pour et contre dépassa 2,500,000 francs. Parti le 1er juin à minuit, le capitaine termina ses 1000 milles le 12 juillet à trois heures après-midi et fut reçu dans Londres comme un triomphateur. Un lutteur de profession nommé Topham, qui employait ses loisirs à faire des tours de force, donna un jour à Londres l'exemple le plus extraordinaire du développement que peut acquérir la vigueur de l'homme. Il fit disposer sur un échafaudage trois tonneaux pleins d'eau liés par des chaînes. Au moyen d'une sangle passée sur son cou, prenant des points d'appui avec les pieds et les mains, il souleva cette masse du poids de 833 kilogrammes et fut proclamé le roi des hercules modernes.

Triste gloire cependant que celle de lutter de force avec une bête de somme ! Le plus souvent ce développement anormal de *la bête* atrophie proportionnellement les qualités qui sont l'apanage de l'homme. Topham en fut un exemple. Il paraît que sa force d'âme ne répondait point à sa force musculaire ; il se suicida pour échapper aux petites tracasseries de la vie conjugale.

A Venise, les exercices du corps étaient jadis en honneur, comme tradition des mœurs antiques et comme expression du sentiment artistique des Italiens. Des sociétés d'artisans se livraient en public, les jours de fête, à des exercices qui faisaient briller à la fois l'énergie, l'adresse et l'harmonie des efforts. L'un des plus gracieux consistait à imiter, par des groupements habiles, des motifs d'architecture. Sous peine de lui faire perdre une partie de son utilité pour l'ensemble de l'être humain, il faut ainsi donner au développement physique, à la gymnastique, un but plus élevé que celui de rivaliser de force avec un

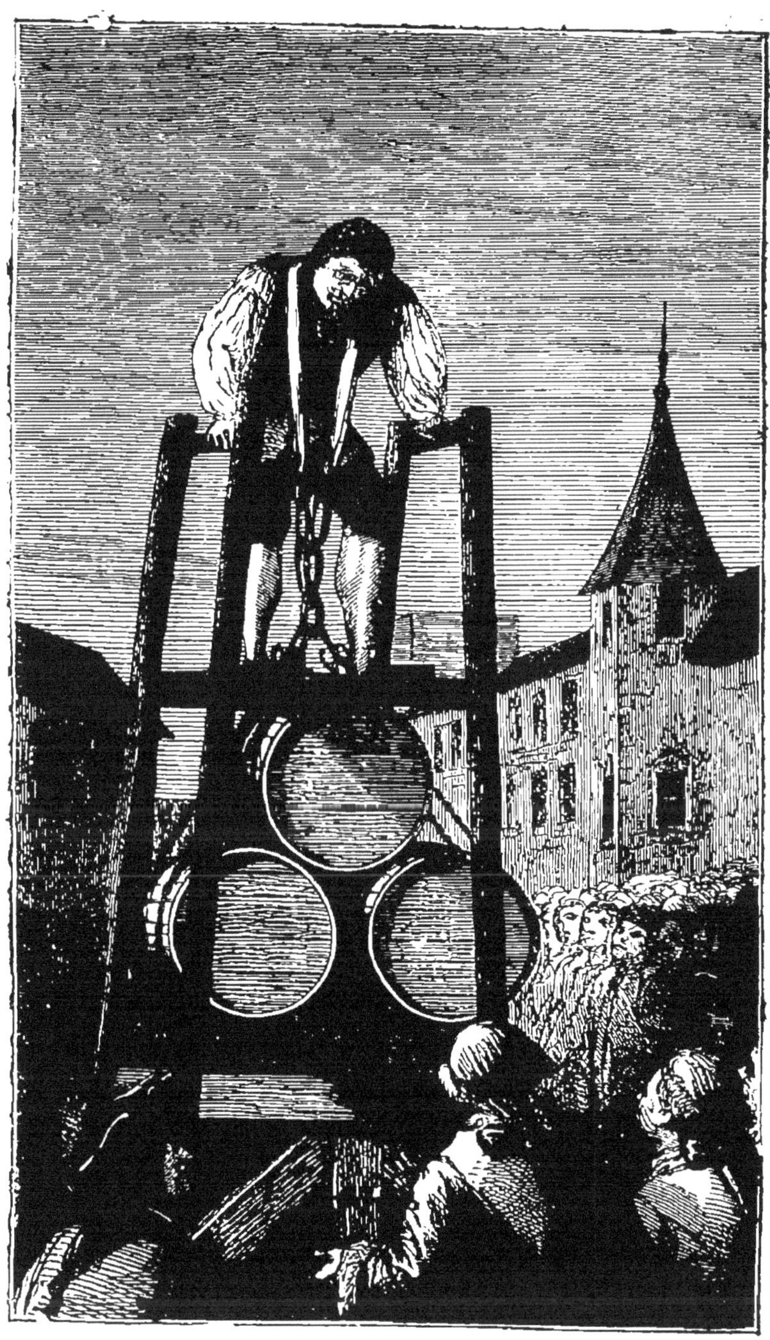

Topham soulevant un poids de 833 kilos.

bœuf, car, une fois ce but atteint, l'homme-bœuf mourrait de dépit à la vue d'un éléphant.

L'exercice systématique, le travail régulier auquel participe tout le corps entretiennent l'énergie vitale, la prompte élimination des résidus de nos organes et leur parfaite rénovation, la lucidité de l'esprit, la sûreté du jugement, la moralité des habitudes, la délicatesse des impressions. Dans quelque condition qu'il soit placé, l'homme se trouve donc préparé à bien remplir sa tâche et à jouir pleinement du bienfait de la vie. Il est entendu qu'il doit se borner au développement normal des formes et des forces du corps, sans se proposer de devenir un Topham ou un Barclay. Mais il est bon qu'il ait en réserve un certain excédant de puissance pour les cas imprévus, pour les *coups de collier*, les efforts que la volonté n'exigerait pas en vain d'un corps mal préparé. Tout excès de travail est suivi d'une réaction pendant laquelle le corps privé de ses matériaux combustibles se refroidit aisément, se trouve sans défense contre les intempéries, absorbe facilement les miasmes dangereux. C'est ainsi que la fatigue prédispose à la maladie. On a vu des régiments entiers, hommes et chevaux, succomber en même temps aux suites d'une marche forcée. On sait que dans les campagnes un peu longues, la fatigue et l'encombrement font périr beaucoup plus de soldats que les batailles. Pourquoi faut-il que dans les luttes pacifiques du travail, un zèle imprudent ou de pénibles nécessités fassent aussi chaque jour des victimes !

Toutefois, s'il fallait choisir entre l'excès de travail et l'excès de paresse corporelle il vaudrait mieux courir les chances mauvaises d'un exercice immodéré que celles d'une complète inertie. Le grand Frédéric

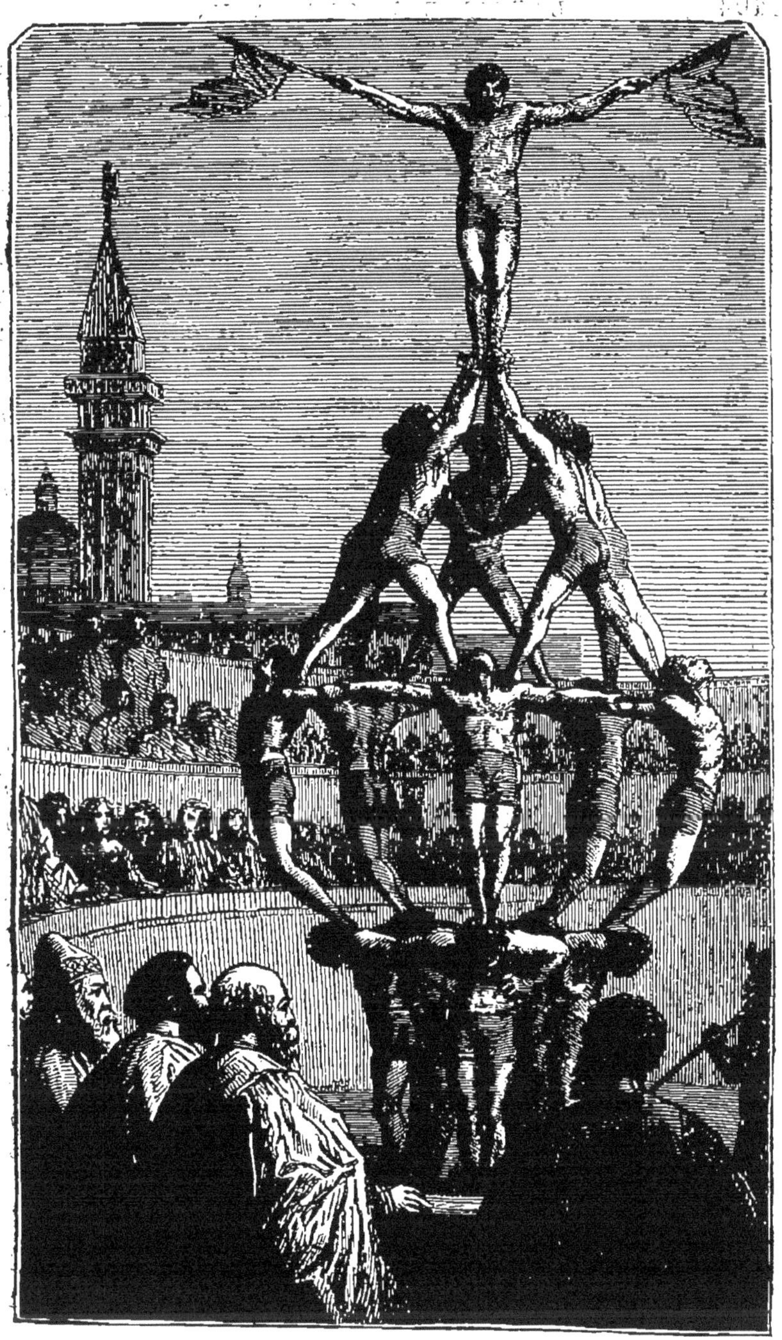

Gymnastes vénitiens.

disait : « Quand j'examine notre structure, je suis tenté de croire que la nature nous a plutôt faits pour l'état de postillon que pour celui de savant. » Et certes c'était un rude métier que celui de postillon d'un batteur de grands chemins! Le savant, l'homme de cabinet, qui passe sa vie dans un fauteuil, semble au contraire à l'abri de tout péril, et destiné à la plus longue carrière. Il n'en est rien cependant. Le manque d'exercice émousse l'appétit, atrophie les muscles, appauvrit le sang, diminue la chaleur vitale, et cause l'accumulation des résidus organiques. Telle est l'origine de maladies de plus en plus envahissantes, la gravelle, la goutte, la chlorose, la phthisie pulmonaire. S'il échappe à ces maladies, l'homme sédentaire est frappé d'une sénilité précoce, tandis que les grands travailleurs ont beaucoup de chances d'arriver à un âge fort avancé exempts des infirmités ordinaires de la vieillesse.

Une vie laborieuse est une garantie de longévité. C'étaient de rudes travailleurs, des vaillants de la vie, ce Mittelstadt qui porta le mousquet pendant 94 ans, toujours en campagne ou prisonnier; ce Delahaye qui mourut à 120 ans après avoir parcouru à pied les Indes, la Chine, la Perse et l'Égypte; Draakenberg qui, à 111 ans, prit sa retraite de matelot et pendant 35 ans encore raconta ses aventures; Thomas Parre, qui battait en grange à 130 ans; le grognard russe qui vécut plus de deux siècles; le facteur du Puy-de-Dôme, mort en 1861 dans sa 100ᵉ année, après avoir parcouru à pied l'équivalent de dix fois le tour du globe !

Regardez autour de vous, interrogez tout vieillard à la démarche assurée, au regard clair, à l'esprit lucide, il vous dira que sa vie a été consacrée au travail, au devoir, et qu'il jouit de la vieillesse comme d'une récompense des jours bien remplis.

Oui, le travail prolonge la vie, il en fait supporter les épreuves et apprécier les bienfaits, il lui prépare dans l'avenir des horizons illimités de bien-être et aplanit la voie que suivra l'humanité triomphante marchant à la conquête de ses destinées. Le siècle qui va s'ouvrir pourra prendre pour devise ce mot qui n'était qu'une prophétie dans la bouche de Louis XIV : « C'est par le travail qu'on règne. » Solon demandait qu'il fût permis de livrer aux tribunaux l'homme qui ne travaille pas : Montesquieu formulait le même vœu en ces termes : « Il faudrait que les lois cherchassent à ôter tous les moyens de vivre sans travail. » Notre temps dit à tous : Travaillez pour maintenir une âme saine dans un corps sain, pour jouir d'une longue et féconde virilité suivie d'une heureuse vieillesse, travaillez pour goûter le bonheur de vivre, la satisfaction du devoir accompli, travaillez pour assurer autour de vous le bien-être, la moralité, la vertu.

Franklin a dit : « Celui qui ne fait rien est bien près de mal faire. » L'oisiveté est la grande tentatrice. Elle énerve le corps et l'âme, et quand ils sont assez affaiblis elle les corrompt. Aussi le travail, qui donne la santé, la longévité, le bien-être, assure encore la moralité sans laquelle tous les autres biens ne nous sauraient procurer ni le contentement intérieur ni l'estime de nos semblables.

Vous avez vu travailler l'abeille, la fourmi. Vous avez admiré sans doute la régularité merveilleuse, le zèle infatigable de ces petits ouvriers. Mais en suivant les progrès de leur tâche vous avez remarqué sans doute que tous accomplissent le même labeur dans les mêmes conditions, qu'ils le continuent sans raison, qu'ils suivent, en un mot, l'impulsion d'un instinct, d'une force dont ils n'ont pas conscience.

Il en est autrement de l'homme. Pour lui, le mouvement, l'exercice, sont instinctifs dans l'enfance, mais

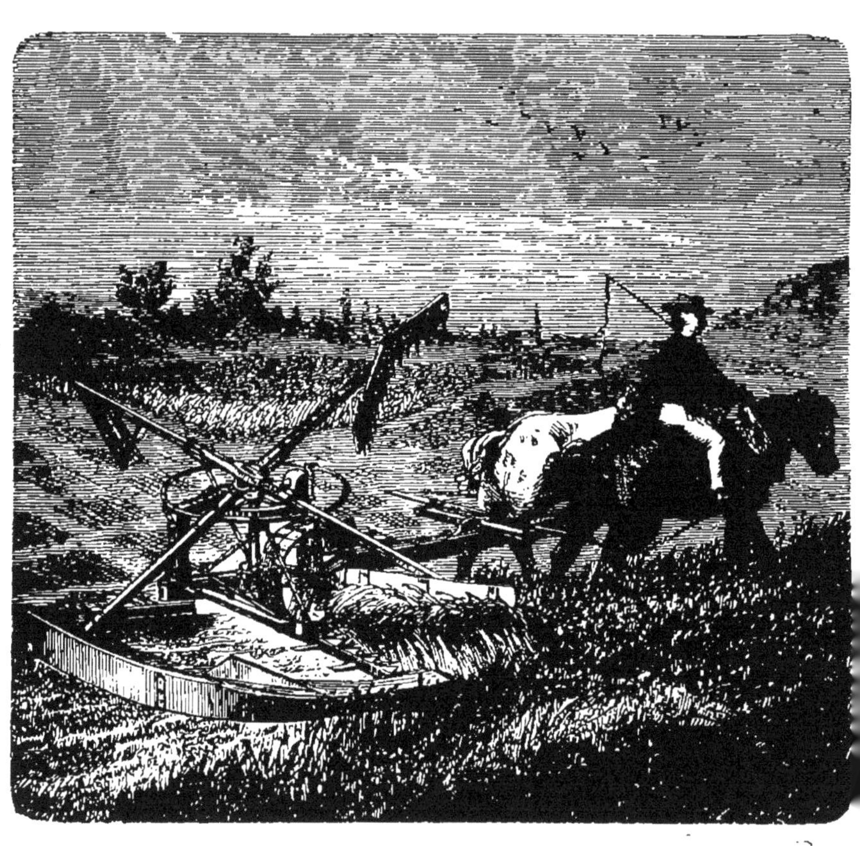

Moissonneuse à cheval.

cessent de s'imposer plus tard, surtout dans les climats chauds. Le travail résulte de ses besoins : il l'accepte ou le refuse en vertu de son libre arbitre. L'abeille ne peut pas se mettre en grève. L'homme mesure le travail aux nécessités qu'il doit satisfaire ;

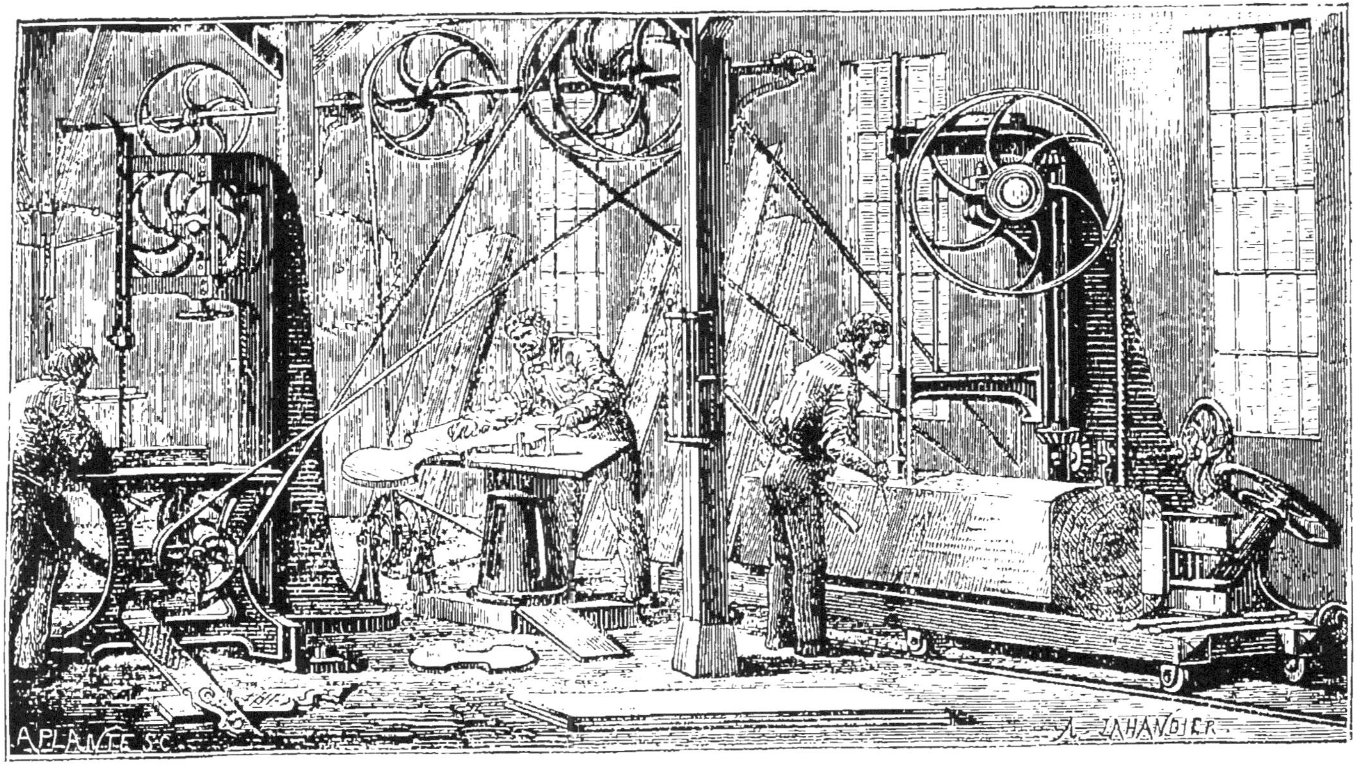

Scierie mécanique.

la fourmi entasse tant que durent les beaux jours,
quitte à n'user qu'un dixième de ses provisions.
L'abeille n'a qu'un patron pour sa cellule, elle l'a
trouvé tout fait, n'y saurait rien changer pour l'adapter aux circonstances ; l'homme varie à son gré les
conditions de son travail, invente des instruments
pour suppléer à la faiblesse de ses membres : la per-
fectibilité et l'adaptation, voilà les deux grandes qualités du travail humain.

Peu à peu l'outil, la machine, se chargeront de tous

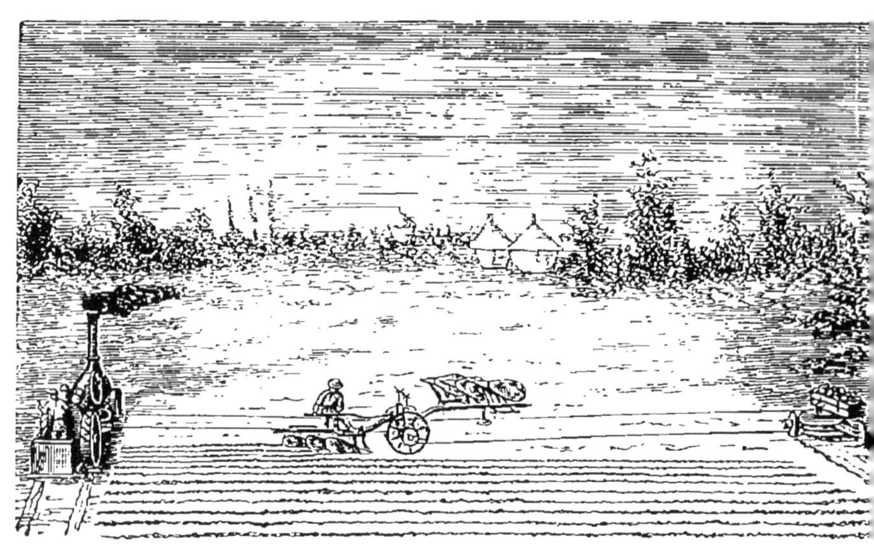

Labourage à la vapeur.

les labeurs pénibles ou dangereux. Quel progrès dans
cette voie depuis un demi-siècle ! La charrue à vapeur, la moissonneuse, la tarare, font tout le gros
ouvrage de l'agriculture. Le scieur de long d'autrefois surveille seulement la marche mathématique du
tronc qui vient au-devant de la scie. Un métier à
filer remplace cent quenouilles ; la machine à coudre

a détrôné l'aiguille meurtrière. Le temps achèvera cette œuvre humanitaire. Chaque homme pourra consacrer alors, comme le demandent dès aujourd'hui les Américains, huit heures au travail, huit heures à la vie de famille et à la culture intellectuelle, huit heures au sommeil.

Il appartient à chacun de nous d'avancer l'avénement de ces temps heureux : apportons au trésor commun de l'humanité notre contingent de force, de vouloir, pour assurer à notre descendance les biens qui manquaient à notre part d'héritage, et perpétuons ainsi les avantages du travail dont nous éprouvons nous-mêmes les bienfaits.

XI

Le repos et le sommeil.

Toute notre vie est soumise à des alternances d'action et de repos. Les organes même qui semblent fonctionner d'une manière continue comme les poumons et le cœur subissent cette loi de notre nature. Il est vrai que les poumons ne cessent jamais de se distendre et de se contracter pour aspirer de l'oxygène et exhaler de l'acide carbonique, mais entre chaque mouvement d'*inspiration* et d'*expiration*, on note un léger temps d'arrêt pendant lequel se reposent les muscles et les nerfs qui produisent ces mouvements. L'adulte respire environ dix-huit fois par minute : on peut estimer à un peu plus d'un tiers de seconde le temps d'arrêt entre chaque mouvement respiratoire, de sorte que les poumons se reposent réellement pendant près de trois heures chaque jour. Il en est de même du cœur dont chaque battement est suivi d'un court repos.

L'usure continuelle de nos organes ne réclame pas seulement la rénovation de leur substance par les aliments. La vie dépense une certaine somme de force qui ne se renouvelle que pendant le repos partiel ou complet des organes qui l'ont produite. Après un exercice modéré de quatorze à seize heures pendant lequel l'intelligence et le corps ont agi de concert pour accomplir les travaux de la journée, tous les sens ayant été excités, tous les muscles exercés, toutes les facultés tenues en éveil, nous ressentons un besoin général de réparation. Les membres d'abord réclament impérieusement le repos ; ce sont les muscles qui dorment les premiers ; puis les yeux se ferment, la pensée disparaît ou se transforme, le tact s'émousse, et l'ouïe enfin, dernière sentinelle qui nous tenait en communication avec le monde extérieur, cesse de percevoir les sons comme dans l'état de veille, tout en laissant parvenir au cerveau une impression plus ou moins confuse. La volonté, le libre arbitre, disparaissent pour faire place à des actes instinctifs ou à des opérations de l'esprit dont nous n'avons pas conscience.

Les peuples primitifs, dont le culte était basé sur la reconnaissance et la crainte, ont cru qu'une divinité bienfaisante présidait au sommeil. Virgile l'appelle « un présent des dieux » : on éprouve, en effet, une longue sensation de bien-être, à mesure que nous envahit le repos de l'esprit et du corps nécessaire à la rénovation de leurs énergies.

Le sommeil n'est en aucune façon l'image de la mort, comme on le répète par routine en vers ainsi qu'en prose. Pendant l'immobilité des membres les poumons fonctionnent, le cœur bat, le sang circule, les intestins digèrent, les glandes sécrètent et les tissus profitent du repos pour se nourrir à l'aise, se reconstruire en silence, de sorte qu'au réveil le corps rajeuni, reconstruit, sera prêt à recommencer les travaux de la veille. Plus la dépense de force, plus la perte de substance aura été considérable, plus long devra être le repos rénovateur du sommeil. Si les muscles ont fatigué beaucoup plus que le cerveau, leur sommeil sera plus long. On peut dire que les muscles dorment pour leur compte, lorsqu'ils se trouvent dans un état de repos absolu, même lorsque le cerveau ne participe pas au sommeil. Ce fait est surtout remarquable chez les animaux : un repos de cinq à six heures suffit au cheval pour récupérer sa force musculaire. De là le bien-être que l'on éprouve après un exercice violent, mais peu prolongé, à s'étendre de façon que les muscles se trouvent soulagés de tout effort. Pendant qu'ils dorment dans le repos, l'esprit peut continuer de veiller sans fatigue jusqu'à ce que le cerveau lui-même ait dépensé la somme de force, usé la quantité de matière qui exigent réparation et appellent le sommeil cérébral. De même, après un travail intellectuel excessif, on éprouve le besoin, pour rétablir l'équilibre, de fatiguer les muscles, tandis que le cerveau se repose dans une indolente rêverie.

Il y a donc lieu d'établir une distinction entre le sommeil des muscles et celui du cerveau. Bien peu d'hommes équilibrent suffisamment le travail du corps et de l'intelligence, pour qu'ils nécessitent un égal besoin de repos qui favorise le sommeil et nous permet d'en retirer le plus grand profit. Le paysan qui fatigue surtout ses muscles n'a pas besoin de dormir aussi longtemps que le citadin dont la tête travaille davantage.

Si l'on enlève à un animal un morceau de crâne et qu'on le remplace par un morceau de verre pour surveiller ce qui se passe dans sa tête, on constate que pendant le sommeil le cerveau s'affaisse et pâlit. Il reçoit moins de sang que pendant la veille. Pendant le sommeil normal il y a donc anémie du cerveau. Il n'y a pas longtemps encore on supposait au contraire que le sommeil résultait d'une congestion modérée. La congestion produit en effet une certaine espèce de sommeil, mais on peut dire qu'elle calme en étourdissant. Le sommeil congestif, premier degré de l'apoplexie, n'est pas réparateur. C'est celui qui résulte de l'emploi de l'opium, de la digestion d'un repas trop copieux ou d'une très-vive excitation cérébrale. L'excès de *bon* sommeil peut devenir la cause du *mauvais*, c'est ce qui arrive surtout aux personnes obèses chez qui la prolongation de repos au lit produit, avec l'engraissement, le manque d'appétit et la pléthore, c'est-à-dire la trop grande abondance de sang. Tout ce qui excite la circulation du sang dans le cerveau, digestion de substances animales, tête basse, émotion ou préoccupation éloigne le bon sommeil. Il faudrait pouvoir déposer, avec ses vêtements, les agitations de la vie.

Rien ne devrait troubler, pendant le sommeil, la vie moléculaire des tissus. Il leur est aussi difficile de se rebâtir molécule à molécule, pendant un fonctionnement actif des organes, qu'il nous serait pénible de dormir dans une charrette traînée au galop sur un chemin raboteux. La digestion nécessite un travail trop considérable pour ne pas troubler le sommeil *intime* pendant lequel les tissus ont assez à faire pour s'approprier les matériaux sans avoir encore la peine de les préparer. Voilà pourquoi le repas du soir doit être peu copieux, et l'on fait bien de laisser écouler de trois à quatre heures entre ce repas et le sommeil. Un intervalle de deux heures est d'ailleurs indiqué par la nature si la viande a figuré au dernier repas. Nous avons vu que la viande se digère dans l'estomac et non dans l'intestin. Or, pendant le sommeil, l'estomac refuse ses services, de sorte que la viande, dont la digestion exige plus de deux heures, passe plus ou moins modifiée dans l'intestin complaisant, il est vrai, mais qui ne sait en tirer parti. L'expérience a conduit de tout temps à la pratique de ces mesures hygiéniques ; toutefois il y a bien peu de temps que l'on a découvert le *pourquoi* et le *comment* de tout ce qui concerne le corps humain. On écoute peu, on oublie vite et l'on suit rarement les conseils donnés sous forme d'axiome. L'homme, comme l'enfant, veut savoir de toute chose le comment et le pourquoi, on ne le persuade qu'en les lui expliquant : ce n'est point par des formules qu'on vulgarisera l'hygiène, mais par des causeries où chaque précepte sera soutenu par de bonnes raisons.

La vie se ralentit pendant le sommeil, la combustion humaine est moins active, ce qui cause un abaissement notable de température : en même temps l'assimilation est plus énergique, de sorte que l'on se trouve dans une condition plus favorable à l'absorption des effluves, des miasmes dangereux. Dans les temps d'épidémie de fièvre jaune, de choléra, on évite presque toujours la maladie si l'on peut chaque soir aller dormir dans un endroit élevé et sain. Il suffit de dormir près d'un marécage pour absorber le poison de la fièvre paludéenne, qui consiste vraisemblablement en un végétal microscopique de la famille des algues. Pendant la nuit surtout ces végétaux infiniment petits, parmi lesquels on distingue la *palmelle*, retombent près de terre, entraînés par l'air humide et frais, c'est ce qui explique comment il suffit de traverser un marais après le coucher du soleil pour être atteint de fièvre intermittente.

Il y a bien moins de danger à demeurer dans une

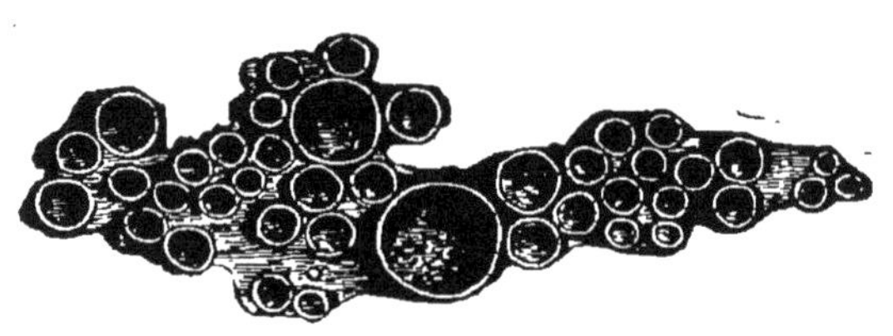

Palmelle grossie.

atmosphère malsaine pendant le jour que pendant la nuit, et cependant on agit comme si le contraire était vrai. Le moindre coin semble assez bon pour dormir : un cabinet noir, une alcôve, une soupente, — bientôt on se contentera d'un tiroir de commode. Ou bien dans une chambre petite et mal ventilée on entasse les êtres humains, les bêtes aussi parfois, sans s'inquiéter de l'asphyxie partielle et de l'empoisonnement inévitable qui en sont la conséquence.

N'oublions donc pas ce point capital de l'hygiène : quiconque veut éviter la maladie et vivre vieux doit dormir dans une atmosphère pure, suffisamment renouvelée et se couvrir suffisamment pour contrebalancer le refroidissement du sommeil.

La tête toutefois, un peu élevée, doit rester fraîche, pour éviter d'y appeler le sang ; pour combattre le froid, gardez-vous des lits de plume et des édredons, cès nids de maladies. La paille, le crin, la mousse, le crin végétal, voilà les matériaux d'un lit sain. Deux couvertures de laine, épaisses et légères, suffisent en hiver quand la température de la chambre se maintient entre huit et dix degrés.

Est-il nécessaire de dire qu'il faut dormir la nuit et non le jour? La nature, l'instinct, nous l'indiquent, mais dans les villes, combien de gens semblent croire que l'on peut impunément intervertir l'ordre naturel des choses! La nature? — Nous sommes civilisés. — L'instinct? — L'esprit nous est venu; nous avons changé tout cela. — Oui, vous avez méconnu les lois naturelles, fermé l'oreille aux protestations de votre serviteur, le corps, mais attendez la fin. Il prendra sa revanche et vous comprendrez trop tard qu'il eût mieux valu vivre tout bonnement. On a essayé en diverses circonstances de faire marcher des troupes pendant la nuit et de les faire dormir le jour, dans l'espoir de diminuer la fatigue d'une étape par une chaleur étouffante. Le résultat n'a pas été favorable, la fatigue était plus forte, la marche moins régulière; on perdait, on laissait en route plus d'hommes et de chevaux.

Nous dormirons donc la nuit, c'est convenu. Mais pendant combien d'heures? Il en est du sommeil comme du manger. La quantité d'aliments dont nous avons besoin au delà du minimum d'entretien, dépend de la somme de forces dépensées. De même la dose de sommeil au delà d'un minimum de réparation qui varie pour l'adulte entre sept et huit heures, dépend de la perte subie par les muscles et par le cerveau. Pour peu que la vie soit accidentée, les occupations inégalement réparties, le travail de nature diverse, il n'est pas possible d'établir une règle fixe.

Chaque jour modifie le besoin de sommeil, besoin qu'il faut satisfaire sous peine d'empiéter sur la vitalité du lendemain. N'oublions pas surtout que la fatigue cérébrale exige une réparation plus longue que la fatigue corporelle : le travail intellectuel, les émotions vives, usent plus le cerveau que la production de force mécanique n'use les muscles.

L'enfant réclame beaucoup de sommeil pour compenser l'activité de sa vie et permettre la croissance en même temps que la réparation. Il en faut plus à la femme qu'à l'homme à cause de l'impressionnabilité plus grande de son système nerveux. L'homme adulte qui se livre à des occupations normales auxquelles participent le corps et l'esprit a besoin de dormir environ huit heures. Mais il faut compter huit heures de sommeil *effectif* et déduire, s'il y a lieu, les intervalles de veille ou de simple somnolence. En dormant habituellement plus de dix heures on donne une trop grande part à la vie végétative, le corps s'alourdit, se charge de graisse ; l'appétit décroît, l'intelligence s'émousse, le tempérament devient lymphatique ou apoplectique. Ceci ne s'applique pas, bien entendu, aux malades, aux convalescents, pour qui le sommeil prolongé est indispensable.

Beaucoup de gens, surtout parmi ceux qui exercent une profession libérale, pensent faire un excellent calcul en diminuant le temps normal du sommeil. Il est certain que deux heures gagnées ainsi chaque jour représentent, au bout de quarante ans, trois ans et quatre mois de vie. Mais le résultat final tourne toujours contre ces prévisions. Les heures dérobées au sommeil n'allongent pas la vie, elles l'abrégent et préparent des infirmités pour une vieillesse anticipée, tandis qu'un sommeil suffisant, régulier, contribue puissamment à assurer une saine et longue existence.

L'insomnie est à peu près inconnue de ceux qui vivent conformément aux lois de la nature ; elle résulte de la maladie, de la surexcitation nerveuse, de l'habitude des veilles. Pour l'éviter ou la combattre il suffit d'équilibrer le travail ou l'exercice du corps et de l'esprit, de ne point surcharger l'estomac, de mener une vie régulière et d'assurer, vers le soir, le calme du cerveau : ajoutons à ces conditions une bonne conscience. On dit familièrement « dormir du sommeil des justes » ; le mot est vrai. L'homme juste dans toute l'acception du mot, celui qui remplit ses devoirs et sa destination sur la terre, qui travaille pour être utile, qui évite les faiblesses et cherche la vertu, celui qui possède, en un mot, une bonne conscience passe par des transitions agréables de la veille au sommeil, les rêves ne lui apportent que de plaisantes images; le réveil lui prépare de nouvelles jouissances dans le spectacle des premières heures du jour.

XII

Influence du milieu sur l'homme.

Tous les hommes sont sortis d'une même souche et cependant quelle différence entre les races noires de l'Afrique, les races jaunes de l'Asie et la race blanche qui peuple l'Europe ? Si l'on considère isolément un type de ces trois grandes divisions de l'humanité, on ne peut se rendre compte de leurs dissemblances. Mais si l'on compare successivement tous les types intermédiaires dans lesquels on constate des modifications graduelles, presque insensibles, qui vont s'accentuant d'une région à l'autre, on arrive aisément à comprendre que des influences constantes de climat, de nourriture, de mœurs, ont suffi par leur durée et par l'accumulation héréditaire de leurs effets, pour produire les changements qui paraissaient inexplicables dans le type humain primitif.

Ce qui se passe journellement sous nos yeux chez les races animales nous confirme d'ailleurs les observations faites sur l'homme. Comparez les bœufs et les chevaux de la Flandre, du Perche, du Boulonais, avec ceux de la Bretagne, des Landes et de la Camargue, vous n'hésiterez pas à dire que leur taille, leurs formes, leurs aptitudes, résultent des influences locales auxquelles ils sont soumis. Dès que ces influences se modifient par l'action de l'homme, elles impriment aux animaux des caractères différents. Là où progresse l'agriculture les races locales se transforment par degrés, c'est ainsi que s'améliorent lentement mais sûrement les bœufs et les chevaux dans la plupart de nos provinces.

Comment l'homme échapperait-il à ces actions des agents extérieurs ? Pourquoi hésitons-nous à reconnaître en lui un vassal de la nature ? Parce que les changements qu'il subit sont assez lents pour échapper à une observation superficielle et peut-être aussi parce qu'une fausse appréciation de la dignité humaine nous porte à éviter, même en ce qui concerne notre corps, toute comparaison immédiate entre les bêtes et nous. Cette vanité mal fondée est dangereuse. Il importe que l'homme — né de la terre — assemblage des gaz de l'atmosphère, d'eau et de quelques sels minéraux, ne perde jamais de vue que la matière organisée de son corps demeure en communication immédiate avec les éléments qui l'ont produite. La matière participe à sa vie, elle devient ses os, son sang, sa chair; son esprit même a besoin de son concours pour se manifester sous forme de sentiments ou de pensées.

Est-il donc étonnant que, du pôle à la zone torride, les climats, les aliments, les habitudes, aient lentement modifié l'homme primitif dans sa structure osseuse, la couleur de sa peau, son tempérament, ses aptitudes intellectuelles ? Ce qui s'est passé de tous temps continue de nos jours. Une observation attentive permet de le constater. Les Portugais établis dans l'Inde depuis plusieurs générations, qui ne se sont pas mêlés aux races indigènes, n'en ont pas moins pris leur type sous l'influence du milieu.

L'homme est donc soumis, comme les animaux, à l'action lente et continuelle des agents extérieurs. Mais, tout en les subissant, il peut, dans une large mesure, en atténuer, en modifier les effets. L'animal demeure forcément confiné dans le milieu apte à son existence, parce qu'il ne possède aucun moyen de le modifier. L'homme sait se créer des ressources pour atténuer les conditions défavorables de sol, de climat ; il se vêtit, fait du feu, se construit des habitations, cultive des plantes alimentaires, rend domestiques les animaux les plus utilisables. Grâce à ces puissances, il règne des glaces polaires aux feux de l'équateur, s'adapte aux circonstances, ou les change par son action sur la nature. Tantôt cette action est améliorante, comme dans le dessèchement des marais, le drainage des régions trop humides, l'irrigation des terres arides, la plantation des dunes et des landes ; tantôt elle intervient mal à propos, détruisant des espèces d'animaux utiles, déboisant les plaines qu'il change en déserts, ou les montagnes dont la nudité cause des inondations dévastatrices. L'homme possède donc sur les animaux l'avantage de transformer le milieu où il s'établit. Si l'instinct est chez lui un guide insuffisant pour reconnaître un grand nombre d'influences dangereuses, l'intelligence les lui fait découvrir pour les éviter, si l'industrie ne lui permet pas de les faire disparaître.

Il arrive cependant, surtout dans les pays très-peuplés, que la population ne choisit pas sa place. L'espace manque, les portions du territoire que l'on considérait justement comme malsaines se trouvent graduellement envahies. Les habitants de ces dangereuses contrées n'ont dans le principe aucune ressource pour lutter contre les influences ennemies du sol, de l'air et des eaux, leur corps et leur esprit ne tardent pas à subir une dégénérescence plus ou moins accusée.

Citons quelques exemples pour démontrer l'action du milieu sur l'homme. Au commencement du siècle, alors que les populations étaient plus sédentaires qu'aujourd'hui, l'ancien département des Bouches-de-la-Meuse fournissait des conscrits dont la taille moyenne était de $1^m,677$: dans le département des Apennins, elle n'était que de $1^m,56$. La population du premier département était riche, bien nourrie, les enfants y étaient élevés dans de bonnes conditions hygiéniques, on n'exigeait d'eux aucun travail pénible. Dans les Apennins, une population pauvre, mal nourrie, négligeait les soins nécessaires à l'enfance. On ne pouvait attribuer au pays de montagnes la taille exiguë des jeunes gens, puisqu'en Suisse, là où régnaient l'aisance et le confort relatif, la taille moyenne atteignait $1^m,70$.

Le département du Gard comprend trois régions bien distinctes : montagnes, plaines, marécages. La taille moyenne des conscrits était de 1^m,640 dans la plaine, 1^m,585 dans les montagnes et 1^m,625 dans les parties marécageuses ; les nombres correspondants des réformés pour infirmités étaient, pour 1000 jeunes gens, 106, 95 et 148. Dans la Nièvre, on constatait également le rapport entre les conditions hygiéniques des différentes régions et la taille des jeunes gens : dans l'arrondissement de Clamecy, contrée bien cultivée en céréales, la taille moyenne était 1^m,622, avec 156 réformés par 1000 ; tandis que dans l'arrondissement pauvre et malsain de Château-Chinon la taille tombait à 1^m,593 avec 235 réformés sur 1000 conscrits.

Ce n'est pas seulement dans les différentes régions que l'on constate le rapport constant entre les conditions hygiéniques et la taille des habitants, il en est ainsi dans les divers quartiers des grandes capitales. A Paris la proportion de taille des conscrits par arrondissement suit les mêmes variations que la contribution personnelle en raison des locations. Notons toutefois que dans les pays marécageux la taille est souvent assez élevée, mais la dégénérescence s'y annonce par la faiblesse, la pâleur, les maladies et la moyenne très-basse de la vie : dans la partie marécageuse du Gard, la taille atteignait 1^m,625, mais les infirmités faisaient rejeter 148 jeunes gens sur 1000.

Le goître constitue une manifestation malheureusement trop évidente des influences climatériques. En 1859, sur 267,333 jeunes gens examinés par les conseils de révision, 1429 furent réformés comme goîtreux. Sur ce nombre, les Hautes-Alpes en avaient fourni 121, l'Aisne 99, les Vosges 80 (sur 374 conscrits); la Marne, la Seine, la Seine-Inférieure, l'Orne, le Doubs, de 7 à 9 chacun; le Nord, 5 (sur 9296 conscrits); enfin beaucoup de départements ne comptaient pas un seul goîtreux. Là où les causes de goître sont compliquées des plus mauvaises conditions hygiéniques, les fils de goîtreux deviennent des crétins, pauvres êtres chétifs de corps et faibles d'esprit dont la vie est une enfance prolongée. On les trouve surtout dans les vallées où manquent l'air et la lumière. Dans les pays marécageux où l'alimentation insuffisante ajoute aux autres causes de dégradation physique et intellectuelle, où la négligence des soins corporels enlève à l'homme toute dignité, tandis que l'habitude de l'ivresse l'empêche de chercher le remède à ses maux, la misère engendre deux autres fléaux : les scrofules et le rachitisme. En 1859 il y eut 2313 conscrits réformés pour scrofules. Le département du Nord, l'un des plus riches et des plus florissants de la France, figurait pour 249. D'où vient cette contradiction apparente? C'est que cette riche contrée renferme de nombreux centres manufacturiers, foyers de pauvreté individuelle, où le manque d'air, l'encombrement, le travail excessif, la nourriture insuffisante , provoquent et entretiennent les maladies et les vices qui dégradent le corps et l'esprit.

Reconnaissons que la misère est une véritable maladie sociale, cause de débauche, de démoralisation et d'abâtardissement. Pour résister aux influences pernicieuses de ce milieu moral dont l'action complique celle du milieu physique, il n'est pas moins nécessaire d'en connaître l'origine et les effets. Nous sommes le produit de notre atmosphère physique et

morale : toutes deux modifient notre tempérament,
nos dispositions, nos facultés; souvent il est impossible de distinguer la part qui revient à l'une et à
l'autre. La misère n'entraîne pas toujours, dans le
même milieu physique, une égale diminution de vitalité chez tous ceux qui l'endurent. La force morale,
en préservant de la démoralisation, neutralise en
partie ses dangers. Ainsi l'on constate que les israé-
lites allemands, bien que très-pauvres, vivent plus
vieux que les protestants : chez eux la misère n'engendre pas fatalement le vice.

Quant à la pauvreté, condition naturelle du plus
grand nombre dans les sociétés, loin d'être un mal
au point de vue qui nous occupe, c'est une condition
providentielle de longue vie , pour l'homme de
bonnes mœurs ami du travail. Il n'y a guère d'exemple de paresseux centenaire. C'est parmi les pauvres
et les rudes travailleurs que nous avons compté les
existences les plus extraordinaires. Cela n'implique
point que la pauvreté constitue pour l'homme une
condition favorable au prolongement de son existence. Les faits nous prouvent le contraire. Parmi les
riches, l'âge de 70 ans est deux fois plus fréquent, et
celui de 80 ans trois fois plus que parmi les pauvres.
Le résultat d'un calcul fait à Paris pendant quelques
années donne pour les riches une vie moyenne de
42 ans, tandis qu'elle est de 24 pour les indigents.
Dans les quartiers riches on constatait 1 décès sur
50 habitants, et le double dans les quartiers pauvres.
Les maladies ne sont pas moins fréquentes chez les
riches que chez les pauvres, mais elles font moins de
victimes, parce qu'elles s'attaquent à des sujets moins
affaiblis par les influences du milieu. Dans les campagnes et même dans les petites villes, les résultats

sont différents, là où les conditions locales ne constituent pas un danger spécial. L'homme pauvre y est sujet à moins d'entraînements, conserve la dignité, le courage, pratique la sobriété, de sorte que, si son travail lui procure une nourriture suffisamment réparatrice, il se trouve dans d'excellentes conditions de longue vie. Est-ce à dire que la pauvreté soit l'idéal de l'existence humaine? Non. Il se trouve un peu plus haut, dans le bien-être, fruit du travail, qui permet l'exercice et le développement harmonieux du corps et de l'esprit, satisfait les besoins matériels, donne une juste part aux jouissances morales et intellectuelles. C'est ce terme moyen entre la richesse et la misère, le labeur homicide et l'oisiveté corruptrice, qui constitue le milieu le plus propre à assurer une vie saine, longue, heureuse.

Nous sommes d'accord sur ce point que l'homme tout entier, corps et esprit, dépend du milieu physique et moral dans lequel il vit. S'il nous est possible de choisir, nous donnerons donc la préférence au pays, à la région, à l'entourage, qui réunissent les conditions les plus favorables de salubrité et de moralité. Quelques lieux semblent privilégiés. En Suède, pays qui compte beaucoup de centenaires, la vallée de Guildbrand jouit d'une réputation exceptionnelle. Un écrivain du siècle dernier disait de ce coin de terre privilégié : « Il y a dans cette vallée des personnes qui parviennent à un âge si avancé, que par lassitude de la vie elles se font transporter ailleurs pour terminer leur ennui de vivre. »

En France, il meurt chaque année environ 148 personnes âgées de 100 ans et plus; ce nombre est réparti, par ordre décroissant, dans les départements suivants : Basses-Pyrénées, Dordogne, Calvados, Gers,

Puy-de-Dôme, Ariége, Aveyron, Gironde, Landes, Lot, Ardèche, Cantal, Doubs, Seine, Tarn-et-Garonne. Toutefois il n'en faudrait pas conclure que ce sont les départements les plus favorables à la vitalité, car, si l'on classe, par rapport à la durée moyenne de la vie, tous nos départements, ceux que je viens de citer reçoivent les numéros suivants : Basses-Pyrénées, 7; Dordogne , 42; Calvados , 2; Gers , 9; Puy-de-Dôme, 30; Ariége, 48; Aveyron, 34; Gironde, 18; Landes, 52; Lot, 33; Ardèche, 43; Cantal, 23; Doubs, 25; Seine, 54; Tarn-et-Garonne, 13. Les quinze départements où la vie moyenne se prolonge le plus sont : Orne, Calvados, Eure-et-Loir, Sarthe, Eure, Lot-et-Garonne, Deux-Sèvres, Indre-et-Loire, Basses-Pyrénées, Maine-et-Loire, Ardennes, Gers, Aube, Hautes-Pyrénées, Haute-Garonne.

Le maximum de taille moyenne se trouve actuellement dans les départements de la Marne, de la Meuse et de l'Oise ; le minimum dans ceux du Gers, de la Dordogne et des Côtes-du-Nord. La France fournit de nos jours bien peu d'hommes capables de succéder aux grenadiers du premier empire. Les qualités du soldat varient avec sa constitution, l'énergie calme résulte de la force musculaire et de l'équilibre parfait des fonctions ; la vivacité, la *furia* impétueuse des zouaves et des voltigeurs est la conséquence d'un développement anormal du système nerveux. Mais les petits ont du bon. Dans la campagne d'Égypte, lorsque l'on amenait à Mourad-Bey quelques voltigeurs prisonniers, l'Arabe ne pouvait maîtriser son dépit : « Quoi! voilà mes vainqueurs! Ne pourrai-je donc jamais battre ces petits hommes? » À petit corps grand cœur, c'est assez le jour de la bataille, mais le courage ne suffit pas pour supporter les fatigues d'une campagne, il nous faut des hommes robustes , habitués à la marche, au travail, à la vie simple et rude, des âmes viriles dans des corps vigoureux. Pour en augmenter le nombre, l'hygiène nous indique les moyens d'améliorer les milieux malsains, dangereux, pour soustraire leurs populations aux influences mauvaises de l'air, du sol ou des mœurs.

On a constaté que l'iode, en très-petite quantité, suffit pour préserver du goître, là où les conditions hygiéniques, et surtout un air malsain, non renouvelé, ne compliquent pas les causes de la maladie. Il serait possible d'ioder légèrement les eaux potables dans les districts affligés de cette infirmité. Le crétinisme disparaîtrait avec le goître partout où l'on obligerait les habitants à vivre dans les parties les plus élevées du pays, à construire des maisons saines, où puissent pénétrer largement le soleil et le grand air.

Chacun connaît l'influence délétère des miasmes qui s'échappent des marais, surtout à l'époque de leur desséchement partiel. Aux rhumatismes , à l'hydropisie, à la phthisie, qui résultent de l'humidité constante du sol et de l'air, s'ajoutent alors les fièvres paludéennes. Dans la Bresse, la Dombes, la Sologne, la mortalité des enfants âgés de moins d'un an et des adultes de 35 à 55 ans prouve d'une façon lamentable l'action destructive des effluves marécageux : ceux qu'épargne la mort y traînent une chétive existence. Déjà la loi a pris en main la question de l'assainissement des marais, mais il importe d'y intéresser l'initiative privée et d'éclairer les habitants des contrées malsaines sur les remèdes qu'ils peuvent apporter à leurs maux en attendant la destruction de leurs causes physiques. Les Chinois, qui vivent agglomérés à l'embouchure marécageuse des fleuves ou dans les marais de l'intérieur, souffrent peu des fièvres intermittentes. Cette immunité partielle ne serait-elle pas due à l'usage du thé préparé avec de l'eau bouillante? L'ébullition détruit dans l'eau les germes dangereux, c'est cela sans doute, et non la vertu spéciale du thé qui procure le résultat, de sorte qu'il suffirait de faire bouillir l'eau destinée à la boisson pour l'assainir. Si les propriétés de la plante chinoise s'ajoutent à l'assainissement de l'eau, on pourrait chez nous remplacer le thé par l'écorce du saule ou du peuplier, mêlées à une plante aromatique.

Les progrès de l'agriculture, qui procurent aux paysans une nourriture suffisamment réparatrice, devront marcher de pair avec les mesures d'hygiène publique; de plus, des règlements toujours appliqués contre l'intempérance et la débauche, contre le travail des enfants, seront de puissants auxiliaires dans cette œuvre de régénération. La diffusion des connaissances utiles, l'exercice progressif et proportionnel des forces physiques et des facultés intellectuelles achèveront l'œuvre et assureront le complet développement d'un corps sain et robuste, d'un esprit droit et honnête.

XIII

Les professions dangereuses.

Selon les temps et selon les pays, on a souvent considéré le travail comme une peine, une honte, une servitude. Nous avons vu qu'il est au contraire la source de l'indépendance, puisqu'il produit le bien-être ; de l'honneur, puisqu'il moralise et préserve des entraînements fatals ; du bonheur, puisqu'il procure, avec la santé, le contentement intérieur qui accompagne tout devoir bien rempli. Par ces moyens divers qui concourent au même but le travail est un élément indispensable de longévité. Mais, dans la pratique, il n'en est pas toujours ainsi. Beaucoup de professions exigent des efforts trop violents ou trop longtemps continués. Beaucoup aussi s'exercent dans des conditions qui rendent le travail meurtrier.

Au point de vue humanitaire et même au point de vue purement économique, la société doit s'inquiéter de l'emploi du capital humain qui constitue sa force et sa richesse.

Au moyen des tables de longévité on peut arriver à se rendre compte de l'influence des professions sur la durée de la vie humaine. Le tableau suivant indique, d'après les professions, le nombre de personnes sur 100 ayant atteint la 70e année, dans la première moitié de ce siècle.

Ecclésiastiques	42
Agriculteurs	40
Commerçants et manufacturiers	33
Militaires	32
Commis	32
Avocats	29
Artistes	28
Professeurs	27
Médecins	24

Voici, en outre, la durée moyenne de la vie, dans la même période, pour diverses professions :

Ecclésiastiques	(ans). 65,1
Négociants	62,4

Employés............................... 61,7
Agriculteurs........................... 61,5
Militaires............................. 59,6
Avocats................................ 58,9
Artistes............................... 57,3
Professeurs 56,9
Médecins............................... 56,9

La coïncidence presque complète des deux listes est fort remarquable, elle leur donne une grande probabilité d'exactitude. Toutefois ces renseignements sont trop vieux pour qu'on les applique avec certitude au temps présent. Ils ne portent d'ailleurs que sur un nombre assez restreint de professions et ne donnent aucun renseignement sur celles qu'il importe le plus d'étudier à cause de leur influence fâcheuse sur la longévité.

Des tables de longévité dans les diverses professions seraient utiles à ce double point de vue : permettre de choisir des occupations favorables à la longévité; fournir une base de rémunération proportionnelle aux risques inhérents à chaque état. Ne serait-il pas juste, en effet, que les hommes voués à des professions spécialement et inévitablement meurtrières reçussent un salaire en rapport avec le peu de durée probable de leur vie, puisqu'ils doivent prématurément laisser une veuve et des orphelins? Cette question, comme toutes celles relatives aux salaires, dépend de tant d'éléments qu'il sera long et difficile d'y apporter une solution satisfaisante. Il ne nous appartient que de la signaler. Occupons-nous seulement des professions dangereuses, pour que les pères de famille en éloignent, s'il se peut, leurs enfants; pour que les ouvriers, les patrons, les autorités, averties du danger, prennent les précautions nécessaires pour l'atténuer dans la mesure des moyens connus, en attendant qu'il soit donné de le faire disparaître.

La statistique doit nécessairement servir de base à tout travail de ce genre. Un tableau dressé il y a quarante ans montre que sur 1000 décès la phthisie fournissait alors les proportions suivantes :

Professions à émanations minérales et végétales...   176
      » à poussières diverses...................   145
      » à vie sédentaire   140
      » à vie passée dans les ateliers.........   138
      » à air chaud et sec....................   127
      » à position courbée....................   122
      » à mouvement de bras par secousse....   116
      » à exercice musculaire et vie active.....   80
      » à exercice de la voix..................   75
      » à vie passée à l'air libre..............   73
      » à émanations animales................   60
      » à vapeurs aqueuses...................   53

Ces chiffres appellent notre attention sur ce fait trop peu remarqué : les professions à vie sédentaire, qui semblent, par leur nature et par le milieu où elles s'exercent, exemptes de tout danger, sont presque aussi meurtrières, comme cause de phthisie, que celles où l'on respire continuellement des poussières.

Notre cadre très-restreint ne nous permet que de passer rapidement en revue les professions les plus importantes, pour signaler les dangers et suggérer pour chacune un palliatif ou un remède.

Dans la profession militaire, le plus grand danger, en temps de guerre, en campagne, provient de l'âge des recrues. Le jeune homme de 20 ans n'a pas achevé sa croissance, celle-ci continue jusqu'à 24 ou 25 ans; sa constitution n'est pas formée, il n'est point apte à supporter de grandes fatigues et résiste peu aux causes ordinaires de maladie. Autrefois en France, on rejetait comme impropres au service des jeunes gens qui, deux ou trois ans plus tard, remplissaient les conditions requises, et on en acceptait d'autres dont la taille seule constituait l'aptitude au métier de soldat. Aujourd'hui, suivant l'exemple de l'Italie, de l'Autriche, de la Belgique, de la Russie, on fait passer chaque année devant le conseil de révision les jeunes gens de 20 à 23 ans. On retarde l'admission de ceux qui ne paraissent pas suffisamment développés, et l'exemption définitive porte sur des sujets vraiment impropres au service.

En temps de paix, le chiffre des décès dans l'armée est supérieur à celui de la population civile adulte. Ce résultat provient en grande partie de l'encombrement des casernes, où l'air manque, où les germes de maladie s'accumulent fatalement. Les cas de fièvre typhoïde sont deux fois plus nombreux dans l'armée que dans la population civile, les cas de variole six fois plus nombreux. La phthisie fait surtout des victimes dans l'infanterie, elle épargne davantage les corps soumis à un meilleur régime hygiénique.

En campagne, ce n'est pas le feu de l'ennemi qui détruit les armées : ce sont les maladies causées par l'humidité, le froid, la chaleur, la fatigue, l'encombrement, qui produisent la mortalité. La maladie et les épidémies font disparaître un quart des soldats, tandis qu'il en meurt à peine un sur dix sur le champ de bataille ou par suite de leurs blessures.

Quels palliatifs l'avenir réserve-t-il à cet état de choses? Une préparation hygiénique de la jeunesse à la période de service militaire, une hygiène bien entendue des armées en temps de paix et en temps de guerre. Il y en a un autre qui consisterait à montrer aux peuples et aux gouvernants ce que coûtent la guerre et la paix armée à la prospérité matérielle et morale des nations.

En France, l'armée compte, en temps de paix, 13 décès par 1000 hommes, y compris les réformés pour maladies incurables, tandis que la moyenne pour les civils du même âge est de 9 sur 1000 : dans la marine, la moyenne de la mortalité est d'environ 12 pour 1000 hommes. L'humidité, l'encombrement, la fatigue, le séjour dans des régions malsaines, causent chez les marins des maladies que l'on pourrait prévenir dans le plus grand nombre de cas en assurant une propreté minutieuse, une ventilation parfaite, une nourriture appropriée au climat et aux circonstances ; en évitant les causes de contagion.

Un grand nombre d'ouvriers travaillent à des températures qui varient entre 40 et 80 degrés centigrades : ce sont les forgerons, les fondeurs, les boulangers, les verriers, les mécaniciens, les chauffeurs, et leur pouls s'accélère ainsi que la respiration, la peau sécrète une sueur abondante, ils sont généralement maigres, anémiques. Quelques-uns, comme les forgeurs et les trempeurs d'armes, ne peuvent travailler que deux ou trois heures par jour; tous présentent une altération de la vue. L'emploi de masques à lunettes grises, la ventilation des ateliers et l'usage de vêtements appropriés diminueraient de beaucoup la fatigue et les dangers de ces professions.

Dans tous les métiers où l'ouvrier respire un air chargé de poussière, la phthisie fait à elle seule autant de victimes que les autres maladies causées par l'excès de travail, le manque de confort ou les mauvaises habitudes. Il est possible — et par conséquent il est urgent et indispensable — de faire disparaître ce danger en remplaçant le travail manuel par celui des machines ou en établissant devant chaque ouvrier un aspirateur où s'engouffrent toutes les poussières à mesure qu'il les produit. L'usage des masques communiquant avec l'air extérieur serait applicable là où l'aspirateur serait insuffisant. On parerait à une partie du danger en se servant d'un respirateur maintenu sur la bouche et le nez, dans lequel une couche de coton cardé filtrerait l'air et retiendrait les poussières.

L'usage du masque communiquant avec l'air extérieur au moyen d'un tube en caoutchouc et muni d'une soupape pour le dégagement de l'air expiré, ou bien alimenté d'air frais par une pompe foulante, rendrait d'immenses services dans les ateliers où les ouvriers respirent un air mélangé de vapeurs ou de poussières toxiques : sulfure de carbone, chromate de plomb, phosphore, mercure, acides, fuchsine, arsenic. Il suffirait d'un règlement de police pour rendre obligatoire l'introduction dans les ateliers de ces moyens simples et peu coûteux de sauvegarder la santé des ouvriers. A défaut de règlements, que faut-il pour arriver à ce résultat? Qu'un chef d'établissement donne l'exemple. Il y en a beaucoup sans doute qui sont prêts à le donner ou à le suivre, si on leur signale — non par des généralités banales, mais par des faits et des chiffres — l'utilité, l'urgence des réformes sanitaires que réclament la plupart des industries.

Pour ce qui concerne l'empoisonnement par le plomb, on l'évitera par l'emploi des appareils que je signale, excepté pour les peintres. Ceux-ci n'ont d'autre ressource que de ne pas travailler à jeun, de se nettoyer fréquemment la bouche, de prendre un bain chaque jour. En substituant le blanc de zinc au blanc de plomb, quelques entrepreneurs se montrent les amis de leurs ouvriers, dont la profession se trouve affranchie de son principal danger.

Les mineurs privés d'air et de lumière, travaillant dans une atmosphère humide, sont anémiques et par cela même offrent peu de résistance aux maladies. De plus, ils se trouvent exposés aux chutes, aux éboulements, aux inondations, au feu grisou. On a fait beaucoup déjà pour diminuer les dangers de leur profession. Les mines sont partiellement aérées, l'emploi de lampes à toiles métalliques empêche l'inflammation des gaz détonants, un appareil à air comprimé permet de travailler impunément pendant plusieurs heures dans une atmosphère viciée. Parmi les mesures urgentes auxquelles ont droit les travailleurs souterrains, citons l'aération complète des puits et galeries, la construction de refuges munis de provisions, de briquets, de lampes, où les ouvriers puissent en cas de sinistres se retirer en attendant du secours, enfin l'éclairage électrique des mines.

Nous ne pouvons manquer de citer parmi les occupations dangereuses les professions intellectuelles qui donnent une trop libre carrière à l'imagination, causent une impressionnabilité maladive du système nerveux et s'opposent à l'équilibre des fonctions du corps et de l'intelligence. Plutarque avait raison de dire : « Platon nous avertissait sagement de ne point exercer le corps sans l'âme ni l'âme sans le corps, mais de les conduire tous deux comme une paire de chevaux attelés ensemble. » Or cela n'arrive point aux gens voués aux travaux de l'esprit, c'est d'eux qu'Hoffmann disait : « Il meurt plus d'hommes par l'esprit que par le corps. »

Quels que soient les dangers qu'entrainent un grand

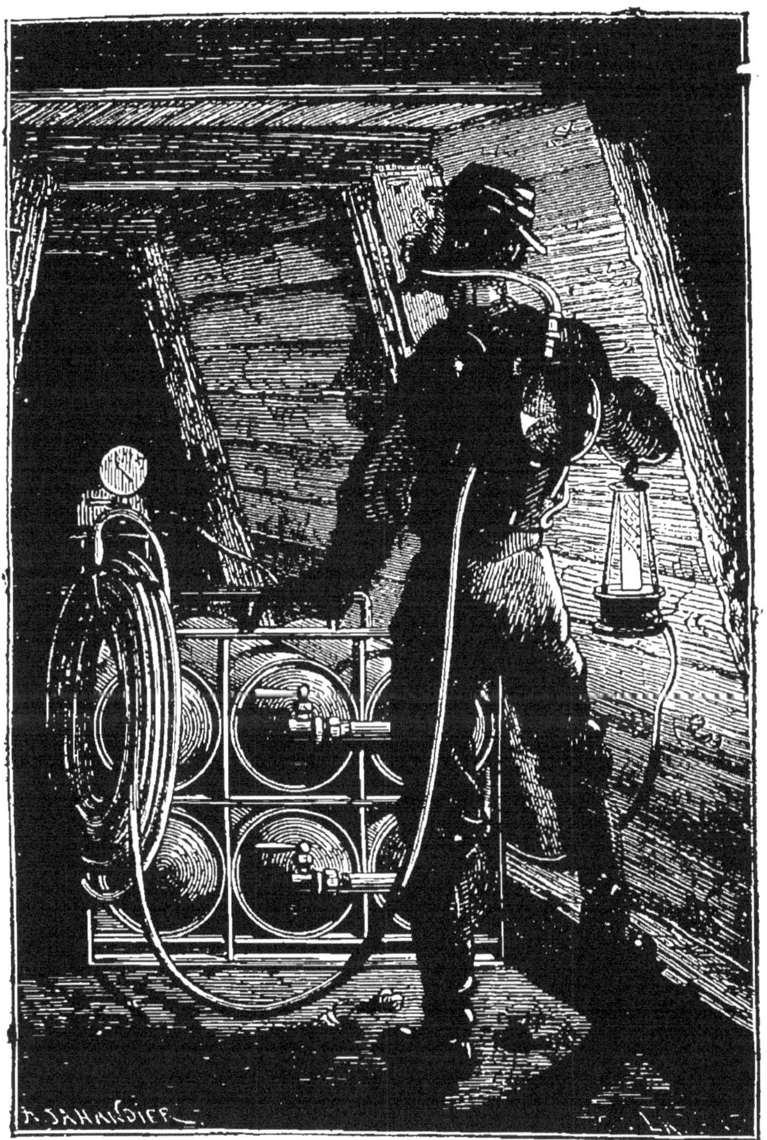

Appareil respiratoire à air comprimé.

nombre de professions, il est une manière de passer la vie dont les conséquences sont plus fatales encore, c'est la profession de ne rien faire. L'oisiveté engendre l'ennui, le dégoût, la morosité, donne lieu à de folles fantaisies, suggère des actions blâmables ou criminelles, rouille l'esprit et le corps, les livre sans défense aux tentations, aux entraînements, aux influences des maladies physiques et morales, également meurtrières.

Heureux les agriculteurs! De toutes les professions, le travail de la terre est le plus conforme à la destination humaine, au développement de toutes les facultés, de toutes les puissances : il donne à ceux qui s'y livrent l'indépendance, la santé, la longévité et la plus grande somme de bonheur que l'on puisse espérer en ce monde. La vie au grand air, la frugalité, l'exercice régulier, la simplicité des mœurs, la contemplation des scènes de la nature constituent pour eux les éléments de la vie longue et heureuse.

XIV

Hygiène des saisons et des âges.

L'homme est doué d'une remarquable faculté d'adaptation aux conditions d'existence qui proviennent des influences extérieures, température, pression atmosphérique, humidité, nourriture. La faculté qu'il possède de perdre ou d'acquérir de la chaleur de manière à se maintenir à une température à peu près constante lui permet d'affronter le froid des régions polaires et de supporter la chaleur des contrées justement appelées torrides.

Les températures les plus basses que l'homme ait subies dans les différents pays sont les suivantes :

Espagne et Portugal.	12°,0	au-dessous de zéro.
Italie	17°,8	»
Iles-Britanniques...	20°,0	»
Hollande...........	21°,0	»
France	31°,3	»
Allemagne	36°,5	»
Suède et Norvége ..	42°,0	»
Russie.............	43°,7	»
Danemark.........	55°,0	»
Amérique anglaise.	58°,8	»

Les courageux explorateurs du pôle Nord ont vécu pendant plusieurs semaines dans des parages où la température dépassait — 48°. Le capitaine Parry dit même que par ce froid on peut se promener à l'air, pourvu qu'il n'y ait pas de vent, mais que la moindre brise produit sur la peau l'effet d'une brûlure.

D'autre part, on a constaté les températures suivantes :

A l'ombre, Tunis	44°,7	au-dessus de zéro.	
» Nubie..........	46°,2	»	
» Bagdad	48°,0	»	
» Suez..........	52°,0	»	
» Syène (Afrique).	54°,0	»	
» Moursouff (Afr.).	56°,0	»	
Au soleil, Paris	63°,0	»	
» Abyssinie......	75°,0	»	

Comment se fait-il que l'homme, dont la température moyenne est de 36°, 5 centigrades, puisse résister à ces extrêmes de chaud et de froid ? Pour ce qui est du froid, il suffit de nous rappeler le rôle des différentes substances alimentaires. Nous avons vu que les corps gras constituent par excellence des matériaux combustibles qui, en se brûlant dans notre corps, produisent de la chaleur comme l'huile dans une lampe. Aussi voyons-nous les Lapons, les Esquimaux, protégés d'ailleurs par des fourrures, consommer d'énormes quantités d'huile de poisson, afin de développer assez de chaleur animale pour résister aux plus basses températures. La possibilité de séjour dans les pays froids dépend donc du vêtement et de l'alimentation.

La température de 75° observée en Abyssinie n'est pas, de beaucoup, la plus élevée que l'homme puisse supporter. On a vu souvent des bateleurs demeurer quelques minutes dans des fours chauffés à 130 degrés. Il y avait autrefois à La Rochefoucault un four banal où les filles de service restaient dix minutes,

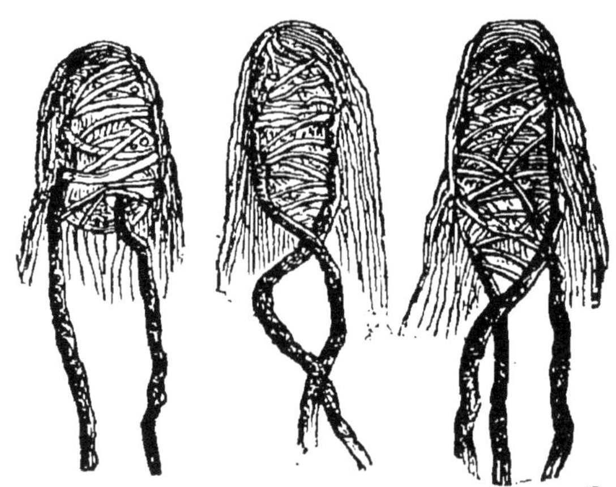

Papilles nerveuses.

sans trop souffrir, au milieu des pains et de la viande qui rôtissait par une température de 132 degrés, et la température de leurs corps n'augmentait que de trois ou quatre degrés pendant cet avant-goût de l'enfer. Pour vous l'expliquer, j'ai besoin d'appeler votre attention sur la structure de la peau humaine. Au-dessous de l'épiderme très-mince, sorte de vernis protecteur, se trouve la peau proprement dite. Celle-ci renferme dans son épaisseur des organes d'une délicatesse extrême. Au moyen des *papilles nerveuses*, organes du tact, nous acquérons des connaissances indispensables relatives aux différents corps et nous pouvons accomplir les travaux les plus délicats. De petits sacs, munis de glandes qui sécrètent une substance grasse, servent de récipient à la base des poils, du duvet, et chaque poil peut se mouvoir légèrement sous l'influence d'un petit muscle. La base de chaque poil, assez semblable à une délicate racine de plante, est composée de petites cellules qui s'imprègnent des liquides

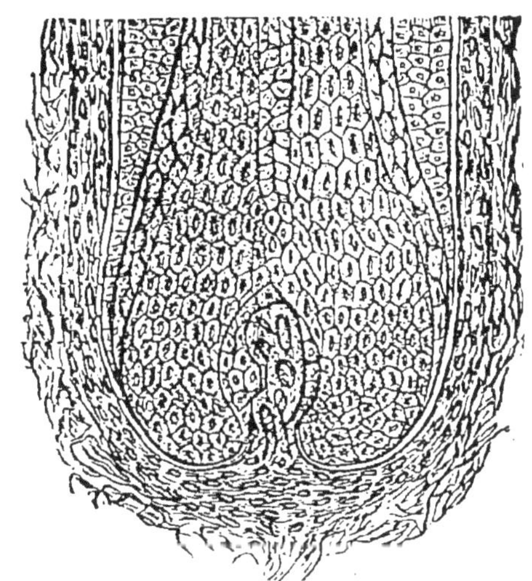

Bulbe pileux.

nourriciers, elle s'élargit en forme de bulbe; c'est par cette base que les poils, les cheveux prennent leur accroissement. Ce qu'il nous importe surtout de noter, c'est l'existence de canaux que l'on appelle *glandes sudorifiques*. Chaque glande est invisible à l'œil nu ; elle consiste en un tube pelotonné, d'une longueur totale d'environ 2 mètres : dans la paume de la main, chaque centimètre carré de la peau renferme environ 2,500 glandes qui toutes viennent s'ouvrir à la surface et sécrètent la sueur. Celle-ci devient plus abondante à mesure que la température s'élève, et si l'atmosphère est sèche, elle s'évapore rapidement. Or, pour qu'un liquide se change en vapeur, il lui faut prendre quelque part de la chaleur, la sueur en prend à la peau qui se trouve ainsi refroidie. C'est donc la vaporisation de la sueur sur la peau qui maintient l'équilibre de température de notre corps dans une at-

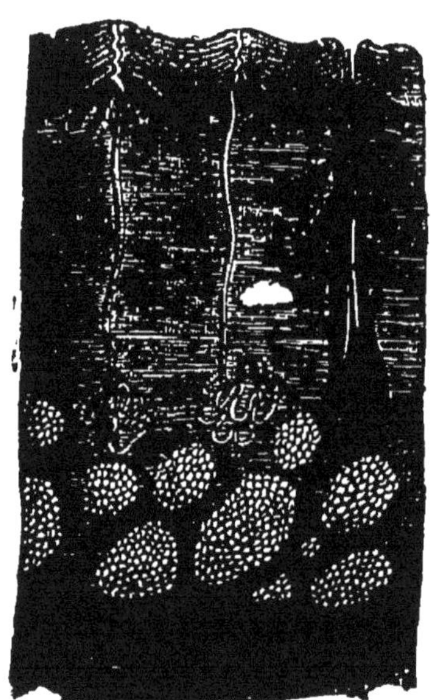

Structure de la peau.

mosphère bien plus chaude que lui. Si l'atmosphère est à la fois chaude et chargée d'humidité, l'évaporation se fait lentement et nous souffrons beaucoup plus de la chaleur.

L'homme peut subsister sous des climats excessifs, mais il n'y saurait fournir une longue carrière. Les vieillards sont très-rares en Sibérie et dans les parties brûlantes de l'Afrique. Dans les pays chauds, le développement est précoce, la vie courte et sujette à de terribles maladies : ophthalmies, variole, lèpre, dysenterie, fièvre jaune, etc. Le froid excessif débilite comme l'extrême chaleur, toute la force vitale se dépense à lutter contre la température extérieure; l'homme succombe, dans les régions froides, à la scrofule, au scorbut, aux maladies des voies respiratoires, quelquefois à la congélation.

Nous sommes faits pour vivre dans les zones tempérées, où la nature nous oblige à travailler pour exercer notre corps, sans nous soumettre aux épreuves des climats extrêmes.

L'influence des saisons, division conventionnelle qui varie pour chaque pays, correspond à celle des climats ; toutefois elle se trouve compliquée par l'alternance de chaud et de froid, de sécheresse et d'humidité. C'est surtout aux époques de transition que se déclarent les maladies, c'est alors qu'il importe le plus de prendre les précautions suggérées par l'hygiène.

La saison froide est chez nous la plus dangereuse. Le froid n'est pas tonique, ainsi qu'on le dit généralement : il produit indirectement la tonicité, chez les sujets robustes et bien portants, en les obligeant à un exercice salutaire, mais il n'en est pas moins, par lui-même, un débilitant. Son action est funeste aux enfants, aux vieillards, aux convalescents, aux personnes affaiblies par les privations, les chagrins. Gardez-vous, si vous n'êtes pas très-robuste, de braver le froid pour vous aguerrir, ce serait livrer combat à plus fort que vous. Craignez surtout, lorsque vous êtes obligé d'affronter les intempéries, de chercher dans l'alcool une source de chaleur ou de force. Après une excitation passagère, cause d'affaiblissement, l'alcool vous laisse plus sensible et moins capable de réagir par la chaleur naturelle. Le froid est surtout l'ennemi du pauvre. Il le trouve mal préparé à lui résister, incapable de le neutraliser par des vêtements épais, une chambre tiède, une nourriture convenable. Cependant, sous le climat privilégié de la France, il suffira de quelques progrès, déjà tracés, dans la condition des ouvriers, pour les mettre à l'abri de cette cause de maladies, d'étiolement et de mort prématurée. En attendant, il appartient aux municipalités et surtout aux citoyens, chacun dans sa sphère d'action, de fournir aux nécessiteux les moyens de lutter contre la saison rigoureuse. Les brises d'automne qui rappellent les heureux dans les villes, en quête de nouveaux plaisirs, font frissonner — plutôt d'angoisse que de froid — ceux pour qui l'hiver est un ennemi : avec les premiers flocons blancs qui tombent du ciel, faisons tomber de nos bourses une neige blanche qui se transformera en feu, en lumière, en habits de laine, en repas réconfortants, bannira les mauvaises pensées, et produira, manne du corps et de l'âme, santé, moralité, longévité, à ceux qui la recevront de nous.

Chez nous, l'été est une fête. Il est assez facile de se préserver des accidents occasionnés par la chaleur. Si les ouvriers suspendent leurs travaux au soleil de midi à trois heures, ils n'ont pas à craindre l'insolation. Évitez de boire froid quand vous êtes en sueur, ne vous laissez pas aller à l'indolence, mangez suffisamment, même si vous n'y êtes pas enclin, et vous n'aurez rien à redouter de la saison chaude. Encore un point à noter : quelle que soit la température, craignez les courants d'air. La fraîcheur agréable qu'ils produisent constitue un danger sérieux. Poussez les précautions à ce sujet jusqu'à la manie, comme Swift, plutôt que d'en négliger une. L'auteur de Gulliver avait permis à une de ses servantes d'aller à une noce : tout à coup il ordonne à son domestique de la ramener sur-le-champ. Elle se présente tout étonnée devant son maître, qui lui dit avec le plus grand calme : « Vous avez laissé la porte ouverte en partant, vous retournerez à la noce quand vous l'aurez fermée. »

Au printemps et à l'automne, portez des vêtements

un peu trop chauds pour la saison ; mangez un peu
moins qu'en hiver, plus qu'en été ; prolongez, s'il se
peut, votre sommeil ; ne vous exposez pas volontairement à l'humidité, surtout la nuit ; après un refroidissement même insignifiant, frottez-vous vivement
tout le corps et couvrez-vous de flanelle : vous évi-
terez ainsi les maladies de la gorge et des poumons,
les fièvres et les rhumatismes, qui vous guettent pendant ces époques de transition.

La division de l'année, sous notre climat, en quatre
périodes, offre une certaine analogie avec une division de la vie en quatre âges : enfance, jeunesse,
virilité, vieillesse, mais, de même que nous passons
graduellement d'une saison à une autre sans pouvoir
leur assigner de limites définies, les caractères dis-
tinctifs des âges se fondent sans brusques transitions.

L'hygiène des saisons est fort simple : celle des
âges est plus complexe. Pendant la première période
de notre vie, nous sommes incapables de travailler
nous-mêmes à notre conservation. Ce soin concerne
les parents, la mère surtout. Et cependant où apprend-
elle cette première science de la maternité, l'hygiène
de l'enfance ? Nulle part. Est-ce donc l'instinct qui la
guide ? — Non, l'intelligence lui a été donnée à sa
place. Qu'arrive-t-il alors ? — Que la mère, ignorant
les lois de la vie, suit une routine meurtrière ou un
caprice périlleux. Sous peine de s'exposer à com-
mettre un homicide, toute mère doit savoir élever un
enfant, connaître l'hygiène du corps et l'hygiène de
l'âme, deux moitiés d'une même science qui s'unissent
et s'idéalisent par l'amour maternel.

Est-ce à dire que l'hygiène de l'enfance soit bien compliquée? — Non assurément : tout est simple dans la nature, mais nous avons voulu nous soustraire à ses lois, faire autrement, faire mieux même qu'elle n'avait prévu : nous avons institué les nourrices et inventé les petits prodiges! Si ce sont là des progrès, il nous faut reculer. Voulez-vous que les enfants soient sains, heureux, capables de remplir plus tard le mieux et le plus longtemps possible leur rôle sur la terre : ne forcez pas la nature, n'en faites pas des plantes de serre chaude, des fleurs hâtives qui s'étiolent sans pouvoir porter de fruits. Lisez l'histoire des enfants célèbres par leur précocité, vous aurez peur de voir chez ceux que vous aimez ce développement hâtif, présage d'une médiocrité probable et d'une fin prématurée. Louis II, fils de Ladislas IV, roi de Hongrie, fut couronné à deux ans; à six ans, il succéda à son père et fut traité en souverain ; à quinze ans, sa barbe était complète; à seize ans, il se maria ; il avait les cheveux gris à dix-huit, et mourut, vieillard, à vingt ans. Autour de nous, combien d'exemples moins frappants, mais non moins instructifs!

La vie de l'enfant devrait être une récréation perpétuelle, libre, mais surveillée, au grand air, en pleine lumière. Les Latins appelaient le maître d'école « le directeur des jeux » : quel enseignement dans ce mot! C'est tout le programme de l'éducation par l'attrait! Des jeux qui développent et fortifient le corps, des jeux qui instruisent les sens, exercent le jugement et la mémoire; des jeux qui éveillent les sentiments, favorisent les élans du cœur, voilà ce qu'il faut à l'enfant pour préparer l'homme : mais il lui faut tout cela, rien que cela, sous peine de violer les lois de la nature, qui lui fera payer notre ignorance ou notre vanité.

Pour la jeunesse, le programme est aussi fort simple : développer parallèlement le corps, l'esprit, le cœur, car, ainsi que l'a dit Platon, « ce n'est pas seulement le corps qui, par sa bonne constitution, fortifie l'âme, mais c'est l'âme bien réglée qui, par son autorité, maintient le corps en bonne santé. » Dans les villes, on viole les prescriptions de l'hygiène la plus élémentaire pour obéir à certaines conventions ou par suite des nécessités d'une vie de lutte continuelle ; aussi la jeunesse y subit un mal spécial, variété de l'anémie : la chlorose. Le teint offre une pâleur mate, comme verdâtre ; le sang, pauvre en globules, réchauffe et nourrit mal le corps ; le moindre exercice fatigue, l'oreille appliquée sur une grosse artère y perçoit un bruit de souffle, la sensibilité s'exalte ou s'égare, un appétit capricieux recherche les acides et les crudités. On demande au médecin un remède : il y en a un, le fer, mais il ne peut rien sans l'hygiène, c'est-à-dire sans un changement total d'habitudes. Pour que le fer guérisse la chlorose, il faut une nourriture simple, abondante, la vie au grand air, la marche en plein soleil, l'exercice régulier, l'occupation saine et méthodique du corps et de l'esprit ; vouloir remplacer tout cela par des pilules, c'est de la folie, — ou plutôt non, c'est de l'ignorance, maladie plus facile à guérir.

On peut dire que la virilité commence lorsque la taille cesse de croître en hauteur, c'est-à-dire entre 24 et 25 ans. Alors s'ouvre pour l'homme la période d'action, de production, pendant laquelle il doit payer son contingent à la société. Considéré comme un organe du corps social, il sera d'autant plus utile, d'autant plus productif, qu'il déploiera plus d'énergie physique ou intellectuelle et en soutiendra plus longtemps l'effort. Jusque-là, il a plus reçu que donné, il représentait une valeur immobilisée ; à lui maintenant de produire le plus possible pour le bien de tous. Si la faiblesse, la maladie ou la mort paralyse, suspend ou supprime son action, il en résulte pour la communauté une perte égale à la valeur qu'il représentait, plus la valeur qu'il faudra immobiliser pour le remplacer. Ainsi donc, même au point de vue purement économique, il importe à la société que l'adulte jouisse de la plénitude de ses facultés et en conserve longtemps l'usage.

C'est à tort que Buffon a dit : « L'homme n'est pas plutôt arrivé à son point de perfection qu'il commence à déchoir. » Chez l'homme arrivé à la maturité dans des conditions normales, la plénitude des puissances et des facultés se maintient pendant la période de virilité, qui dure jusqu'à 65 à 70 ans. Au delà, ce n'est pas encore la vieillesse ; celle-ci dure de 85 à 100 ans pour la généralité des hommes et s'étend bien au delà dans des cas exceptionnels. Si les choses ne se passent pas ainsi sous nos yeux, la faute en est à nos parents, à nous-mêmes ou aux difficultés de la vie factice. Que nous sommes loin, en effet, de ce résultat ! Dans une enquête faite en Angleterre, on a constaté que, sur 1000 enfants employés dans des filatures ou des fabriques, 23 arrivent à 40 ans, et 9 à 50 ans. Sur 1000 jeunes gens employés dans des fabriques, il y en a environ 260 bien portants, 360 chétifs et 380 malades. Voilà où conduisent le travail prématuré et la mauvaise hygiène de l'enfance. Plus tard, les conditions malsaines du travail aggravent les dangers préparés par l'enfance et la jeunesse. A Sheffield,

sur 100 polisseurs, à peine 28 arrivent à 45 ans, et
14 à 50 ans ! Ainsi la mortalité, à l'âge où la vie devrait être le plus fructueuse, est plus grande pour certaines classes de travailleurs que pour les soldats le
jour des plus terribles batailles. Au siége d'Anvers, la
mortalité fut de 1 sur 68 ; à Waterloo, de 1 sur 30;
parmi les ouvriers de Liverpool, elle est de 1 sur 19 ; à
Manchester, de 1 sur 17 ; à Sheffield, de 1 sur 14.
Supputez la perte que représente ce gaspillage du
capital humain, cette coupe réglée des hommes par-

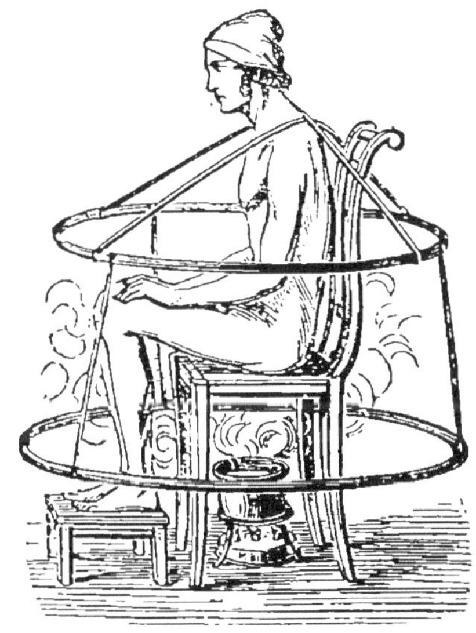

Appareil pour bains d'air chaud ou bains de vapeur.

venus à la virilité. Il existe un remède pour tous ces
maux, véritables calamités publiques : c'est l'hygiène.

Pendant la vieillesse, les fonctions deviennent moins
énergiques, le renouvellement des matériaux du corps
se fait lentement, imparfaitement ; peu à peu, les cartilages, les ligaments, le cœur, les artères, s'incrustent

de substance calcaire qui s'oppose à leur fonctionnement régulier. C'est cette lente incrustation qui produit la mort sénile. On peut la retarder beaucoup par
le régime, l'exercice, le soin de la peau. Ce dernier
point est fort important. La peau fonctionne peu chez
les vieillards, il faut la stimuler par une température

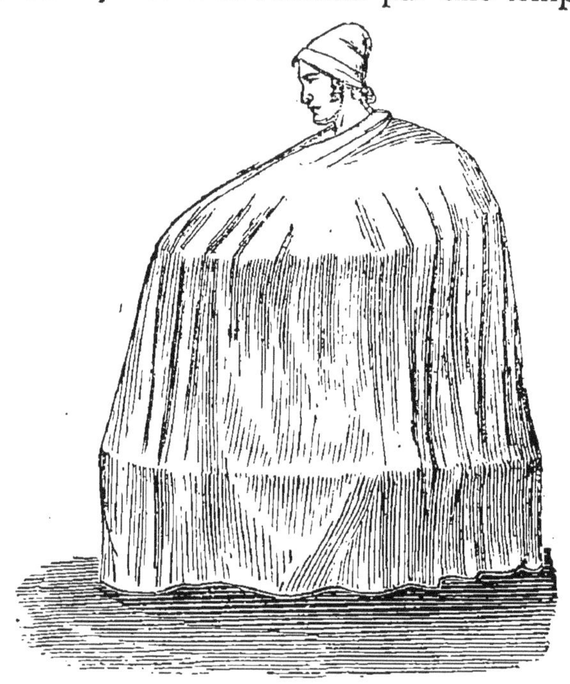

Appareil recouvert.

toujours douce, des frictions, des bains tièdes, des
bains de vapeur ou d'air chaud pris le matin et suivis
d'une ou deux heures de sommeil. Chacun peut im-
proviser chez lui un appareil à bain d'air chaud. Pour
cela, on dispose sous une chaise une ou deux fortes
lampes à esprit-de-vin ou à essence; au moyen de
bretelles, on suspend au cou de la personne assise

sur la chaise deux cercles reliés entre eux pour former une cage que l'on recouvre d'une ou deux couvertures de laine, puis on allume la lampe. Pour un bain de vapeur, on place au-dessus de la lampe un vase contenant de l'eau pure ou additionnée de substances aromatiques, thym, baies de genièvre, etc.

Les repas des vieillards doivent être fréquents et peu abondants, surtout celui du soir, sous peine d'occasionner une torpeur congestive. Le vin de Bordeaux leur convient mieux que tout autre. Le café est utile aux tempéraments mous, lymphatiques, mais peut agiter les personnes maigres et nerveuses. L'absence de dents, empêchant la mastication suffisante des aliments, cause souvent des désordres graves auxquels le médecin ne peut rien et que le dentiste fait disparaître au moyen d'un bon râtelier. Ce n'est point là une question de coquetterie; négliger de remplacer les dents absentes, c'est abréger volontairement ses jours. Souvent, dans un âge avancé, la torpeur des intestins cause une foule de malaises que l'on est porté à attribuer à d'autres causes. Il est important de combattre cette paresse intestinale, non par des purgatifs, mais par un régime alimentaire approprié : légumes herbacés, fruits cuits, pain de seigle. Souvent il suffit de prendre un verre d'eau en se couchant pour obtenir l'effet désiré.

Grâce à l'expérience, le vieillard est un peu son propre médecin. Il sait ce qui lui convient et ce qui lui est nuisible. Il doit considérer sa santé comme un trésor qu'il peut gaspiller ou économiser à sa guise. Tout écart de régime constitue un gaspillage, mais qu'il se garde bien de concentrer sa vie aux soins exclusifs de sa santé sous prétexte de l'économiser mieux, car cet esclavage entraînerait aussi des périls.

Que le vieillard use de la vie dans la limite de ses forces, qu'il maintienne, par l'exercice, son activité physique et morale, qu'il s'assure des amis, qu'il attire la jeunesse, qu'il s'intéresse à ce qui se passe dans sa sphère, qu'il donne un but élevé et utile à ses dernières années en faisant le bien, — voilà les moyens de s'assurer une vieillesse longue et heureuse.

XV

Influence des excitants sur la vie humaine.

Les hommes de tous les climats, de tous les pays, sauvages ou civilisés, semblent éprouver le besoin instinctif de se procurer une vie cérébrale factice au moyen d'excitants. Aussitôt que l'expérience leur a révélé l'existence et les propriétés d'un agent de cette nature, ils en ont adopté l'usage. A mesure que les relations et les échanges sont devenus plus faciles, les peuples se sont emprunté les produits spéciaux de chaque pays, de sorte qu'aujourd'hui les excitants de toute sorte tendent à se faire partout concurrence. Il en est résulté que le même individu fait usage de plusieurs excitants alternativement ou à l'état de combinaison.

On se ferait difficilement une idée du rôle des substances excitantes, si l'on n'avait pas sous les yeux des chiffres aussi exacts qu'il est possible de les établir aujourd'hui.

Voici, par ordre d'importance numérique, celles dont on consomme le plus :

Le kava, employé par environ 1,000,000 de Polynésiens.

La coca, mâchée par les Indiens de la Bolivie et du Pérou, formant une population d'environ 10,000,000 d'individus.

Le maté, pris en infusion par une population de 15,000,000 d'Indiens, dans le Paraguay, le Brésil et la république Argentine.

Le bétel, mâché par les Malais, des Indous et des Chinois, au nombre d'environ 100,000,000.

Le café, usité en infusion dans la plus grande partie de l'ancien monde et une portion considérable de l'Amérique et de l'Océanie, compte à peu près 100,000,000 de consommateurs.

Le haschisch réclame environ 300,000,000 d'adeptes en Perse, en Turquie, dans l'Inde et dans le nord de l'Afrique.

L'opium est fumé par 400,000,000 d'hommes, dans l'Inde, la Perse, la Turquie et la Chine.

Le thé a suivi un peu partout le café; recherché surtout en Angleterre, aux États-Unis, en Russie ; il forme en outre la boisson populaire de la Chine et du Japon. Les populations qui l'emploient forment un total d'au moins 500,000,000.

L'alcool règne sur une population d'environ 600,000,000 d'individus, dans tous les pays, excepté ceux soumis à la religion musulmane, qui en prohibe l'usage.

Le tabac a fait la conquête du monde depuis la découverte de l'Amérique ; il est prisé, chiqué ou fumé par des populations évaluées à 900,000,000 d'individus.

Ces chiffres, bien que puisés aux meilleures sources, ne sont pas, bien entendu, d'une exactitude rigoureuse. De plus, ils embrassent toutes les populations qui font usage d'excitants. Or il faut éliminer, pour arriver au chiffre réel de consommateurs, la presque totalité des enfants et la grande majorité des femmes.

Du reste, s'il est difficile, impossible même d'établir une statistique tant soit peu exacte de la consommation du haschisch, du bétel et même de l'opium, nous possédons des documents complets pour ce qui concerne l'usage du café, du tabac et de l'alcool dans les pays les plus intéressants. J'emprunte quelques chiffres à deux excellents traités de mon éminent confrère le docteur Riant [1].

CONSOMMATION DU CAFÉ DANS LES DIVERSES CONTRÉES.

	Tonnes.
Grande-Bretagne...........................	16,000
Pays-Bas et Hollande	40,000
Allemagne, Russie et bords de la Baltique.	60,000
France, Espagne, Italie, Turquie et Levant.	55,000
États-Unis.................................	90,000
Canada, Australie, etc.....................	30,000
Total......	291,000

On estime qu'aujourd'hui la consommation du tabac est d'environ 275,000,000 de kilogrammes.

On fume en France 19,000,000 de kilogr. de tabac à fumer ou scaferlati, 3,500,000 kilogr. de cigares, 468,000,000 de cigarettes ; on consomme, en outre, 7,500,000 kilogr. de tabac à priser, 650,000 kilogr. de tabac à mâcher et 450,000 kilogr. de tabac en carotte, qui sert indifféremment à priser, à chiquer ou à fumer.

1. *Le Café, le Chocolat, le Thé*, 1 vol. in-32. Petite bibliothèque illustrée. — *L'Alcool et le Tabac*, 1 vol. in-32. Même série, par le docteur A. Riant. — Paris, Hachette et Cie.

CONSOMMATION DE LA FRANCE EN BOISSONS ALCOOLIQUES.

Vins......................	28,283,000	hectolitres.
Alcool................... .	910,000	—
Cidres...................	2,000,000	—
Bières..	7,026,000	—

Quelles que soient les causes qui ont amené ce résultat, qu'il soit naturel ou anormal, nous devons d'abord constater que sous des formes variées et avec des effets un peu différents les excitants sont devenus d'un usage général. Essayons maintenant d'analyser en peu de mots l'action spécifique des plus importants.

La racine de kava mâchée, puis infusée dans de l'eau, fournit une boisson d'abord exhilarante, qui ne tarde pas à enivrer, puis à plonger dans la stupeur. Une forte dose ingérée par une personne qui n'y est pas accoutumée peut causer la mort.

Le bétel se mâche mêlé à de la chaux et un peu de noix d'arec. Il cause d'abord une excitation agréable du cerveau, puis une notable irritation de la gorge. Par suite de son usage habituel, le sens du goût disparaît, les dents se déchaussent et s'ébranlent, l'appétit diminue, il survient une extrême faiblesse physique et une apathie morale qui ouvre la porte à toutes les corruptions.

La coca des Andes est aussi un masticatoire. De petites doses fréquemment renouvelées produisent et entretiennent une excitation des centres nerveux accompagnée d'une action plus énergique du cœur. Son action sur l'estomac trompe la faim à peu près comme le bétel. Une dose de 30 à 40 grammes cause au novice de la fièvre accompagnée d'hallucinations et de délire. Ceux qui en font longtemps usage perdent l'appétit, puis l'intelligence, et succombent à une mort prématurée.

Le maté de l'Amérique du Sud et le thé de la Chine sont des stimulants du même ordre; toutefois le thé est plus énergique, parce qu'il contient plus d'huile essentielle. Ils accélèrent la circulation, augmentent l'impressionnabilité nerveuse, mais il faudrait en prendre des quantités considérables pour causer des désordres graves.

Le café se place immédiatement après, car son action est celle du thé, plus accentuée et plus durable. Pour se rendre compte de son effet, il faut l'étudier sur une personne qui n'en a jamais pris ou qui n'en fait usage qu'à de longs intervalles. Peu de temps après l'ingestion du savoureux et odorant breuvage, on constate une activité plus grande de la circulation avec augmentation de chaleur : on éprouve une sensation de bien-être, d'allégement ; bientôt le cerveau ressent une stimulation exhilarante; les pensées, les images se pressent; on parle plus volontiers, on écrit plus aisément; les impressions n'augmentent ni en acuité ni en délicatesse, mais on se sent plus disposé à l'épanchement ; la mémoire est fidèle, l'imagination active, mais le jugement devient pour cela même moins prompt et moins sûr. Une dose faible suffit pour obtenir tous ces résultats, accompagnés d'insomnie : une dose plus forte amène un accès de fièvre.

L'action du haschisch débute le plus souvent par un accès de gaieté enfantine, niaise, irrésistible, mais agréable, accompagné de chaleur, accélération du pouls, propension au mouvement. Bientôt arrive une réaction notable : les mouvements deviennent lents, indécis; les membres, alanguis, se distendent ; une sorte de torpeur s'empare du corps. L'esprit semble vivre seul, s'éveille à des sensations étranges qui prennent graduellement la forme d'hallucinations poétiques ou extravagantes : c'est un délire mêlé d'ivresse et d'extase. Puis tout s'efface par degrés, la torpeur envahit tout l'être, et il ne reste qu'une grande lassitude. L'usage répété et prolongé de cette drogue produit, outre l'ébriété spéciale qu'on lui demande, la paresse de l'esprit et du corps, l'impuissance physique et intellectuelle, l'imbécillité et le marasme. Quiconque s'adonne au haschisch ou à son rival l'opium abdique volontairement ce qui constitue la valeur d'un homme; il fait banqueroute à la vie.

Les Orientaux fument l'extrait desséché d'opium pour en absorber les principes actifs. La fumée âcre et irritante cause tout d'abord une soif intense. Peu après, l'action excitante se manifeste par une certaine gaieté loquace, à laquelle succède une période de semi-délire, la seule vraiment agréable.

Pour l'opium comme pour le tabac, le novice subit de rudes épreuves pendant le temps de l'initiation : chez quelques sujets, la tolérance et l'assuétude ne peuvent s'établir. Ceux qui ont assez d'empire sur eux-mêmes pour doser strictement leur consommation éprouvent d'abord, par suite de l'excitation nerveuse, un bien-être général qui tient en éveil les facultés, leur permet de se livrer au travail avec entrain et lucidité. Mais, au bout de quelques heures, la circulation s'accélérant de plus en plus, la transpiration, la soif, l'excitation des passions individuelles, la rêverie, puis la somnolence indiquent l'action nocive de la drogue, le narcotisme. Le regard s'éteint, les membres s'alourdissent, tout l'être tombe dans la stupeur, puis dans un sommeil de brute dont le réveil est accompagné de sensations pénibles : lassitude, paresse intellectuelle, soif, manque d'appétit, dégoût de soi-même, des autres et de la vie. Quelquefois cette période de réaction est précédée d'un violent délire. Le fumeur endurci, arrivé à la phase du narcotisme chronique, n'a plus que de rares moments lucides : la mémoire a disparu, le jugement est obscurci, le sens moral n'existe plus. Les sensations se sont graduellement émoussées, la faim ne se fait plus sentir, et d'ailleurs l'estomac digère à peine de très-petites quantités d'aliments. Aussi l'émaciation est extrême, on dirait des squelettes couverts d'une peau parcheminée. La bouche bégaye, les bras tremblent, les jambes vacillent, le cerveau est hanté par des hallucinations de toute sorte : c'est le *delirium tremens* de l'opium, bientôt suivi de folie ou de paralysie générale.

Nous retrouvons à des degrés divers, et avec des nuances dans leurs manifestations, des effets analogues chez les fumeurs invétérés et chez les buveurs d'eau-de-vie.

Quel cruel noviciat que celui du fumeur! Le mal de mer n'est rien auprès de la première pipe! Rappelez-vous, si vous avez passé par là, les impressions de vos expériences : langueur, malaise général, sécheresse de la gorge, trouble dans les idées, pesanteur de tête, vertiges, tintements d'oreilles, défaillance, tremblements nerveux, sueurs froides et visqueuses, pouls petit, fréquent et intermittent ; respiration laborieuse, suspireuse ; vomissements, coliques, enfin sommeil suivi de céphalalgie. Tels sont les symptômes du nicotisme aigu, ou commencement d'empoisonnement par la *nicotine*, principe délétère du *nicotia tabacum*, comme l'appellent les botanistes, en l'honneur de Nicot, ambassadeur de France à Lisbonne en 1560.

De quelque manière que l'on use du tabac, on absorbe de la nicotine : or une goutte de cette substance tue un chien de moyenne taille ; l'homme succombe à une dose de 7 à 8 gouttes. On cite plusieurs cas de jeunes gens morts en fumant, et tout récemment un enfant s'est empoisonné en faisant des bulles de savon avec une pipe saturée de jus de tabac.

Mais je ne veux pas être lugubre. Pour n'être pas taxé de partialité, j'écoute les défenseurs intéressés du tabac, qui répètent avec Sganarelle : « Le tabac est divin et n'a rien qui l'égale. » Interrogez un fumeur sybarite, et voici ce qu'il vous dira : La fumée du tabac me cause une série de sensations agréables, d'abord assez confuses, mais que l'on pourrait exprimer par une plus grande facilité de vivre, avec prédominance de la vie cérébrale. Le *moi* sensitif et intellectuel semble moins comprimé dans sa demeure; les sensations, un peu émoussées il est vrai, deviennent plus pénétrantes : on dirait qu'elles participent de la nature des sentiments ; l'esprit devient plus réceptif, l'imagination se développe, et les mots arrivent comme d'eux-mêmes pour peindre les images qui se succèdent vives et rapides; la vie terre à terre a disparu, je suis sur une autre scène, je me laisse aller aux rêveries fantaisistes, je me souviens, je combine, je crée, en un mot je vis dans l'idéal. Toutes réserves faites pour ce qui est de ce genre d'idéal, vous pourriez répondre à ce fumeur délicat : L'excitation des centres nerveux dont vous nous avez décrit les symptômes les oblige à une dépense de force, à une usure proportionnelle à leur activité; après un certain temps, il survient une réaction qui se traduit par un peu de langueur, d'apathie, de lassitude ; l'idéal disparaît, le réel impressionne peu; il y a engourdissement, atonie, paresse, mélancolie; à l'exaltation des puissances et des facultés succède une déchéance momentanée. Après une période de réparation, votre organisme reprend son état normal, d'où vous pourrez le faire sortir encore par le même moyen. Seulement, en vertu d'une loi très-sage et très-utile de notre nature, toute impression répétée à un court intervalle s'émousse; nous en avons de moins en moins conscience, de sorte que, pour produire chaque fois une sensation d'intensité égale, l'impression doit augmenter chaque fois d'énergie. Celui qui fume pour penser, pour sentir, pour combiner, pour créer, se condamne à produire chaque jour une quantité croissante de fumée. Là n'est pas le plus grand mal; le vrai péril, pour ce qui concerne l'intelligence, le voici : toutes nos fonctions sont susceptibles d'habitudes. Si vous accoutumez votre cerveau à n'entrer en activité que sous l'influence de stimulants, il refusera de le faire lorsque vous l'en priverez : vous passerez votre existence dans des alternatives d'excitation et de demi-stupeur, et vous ne pourrez secouer la torpeur envahissante des périodes de réaction que par une nouvelle dose de la drogue enivrante. De plus, en vertu de la solidarité des organes et des fonctions, il arrive bientôt que le corps réclame une excitation factice pour l'accomplissement des actes naturellement automatiques. Le fumeur a besoin de fumer pour se donner de l'appétit, puis il fume pour faciliter la digestion ; il fume encore pour accomplir les fonctions les moins idéales.

Si je m'arrête un peu longuement sur ce qui concerne le tabac, c'est que son usage peut, au premier abord, paraître assez innocent ; il s'est répandu sous des formes qui n'éveillent ni crainte ni grande répugnance ; il prend même volontiers un air comme il faut. Ses effets sont assez insidieux pour échapper à l'observation ordinaire ; c'est un ennemi intime, dont on ne se défie que quand il est trop tard pour le chasser ou pour remédier au mal qu'il a causé. Il n'en est pas ainsi de l'alcool, dont l'effet immédiat, l'ivresse, inspire tout d'abord crainte, répulsion, dégoût et qui dissimule moins aisément sa nature dangereuse même sous l'apparence de chartreuse ou de fine champagne.

Ce que j'ai dit des différentes ivresses me dispense d'insister sur celle de l'alcool. Si vous demandez à un médecin quelle est son influence sur la santé, il vous répondra ceci : L'usage habituel de fortes doses d'alcool produit la fétidité de l'haleine, la raucité de la voix, l'hydropisie, la dégénérescence graisseuse, le cancer, les scrofules, des dartres, des ulcères, des paralysies, l'impotence, la stupidité, le délire, la fièvre cérébrale, la folie ; de plus, il enlève la force de résistance aux influences morbides qui causent les fièvres intermittentes, la fièvre typhoïde, le typhus et le choléra. Si vous consultez un philosophe, un légiste, ils vous diront : L'alcool produit la perte de la volonté, la lâcheté, l'apathie, la perversion du sens moral; il amène devant la justice les trois quarts des malfaiteurs.

Tels sont nos ennemis. Nous devions avant tout les connaître, les apprécier sans exagération, mais sans illusions. Tels sont les agents que nous avons admis dans notre intimité, qui sont devenus nos inséparables. Le fait existe ; s'il nous semble choquant, cherchons sa raison d'être; c'est le seul moyen de travailler ensuite à le modifier.

Démocrite disait que si le corps appelait l'âme en

jugement, il la convaincrait aisément de mauvaise administration. Essayons d'instruire brièvement cette cause, en évitant la partialité, défaut ordinaire des réquisitoires.

L'homme intelligent et libre jouit des priviléges de sa grandeur, mais il n'échappe pas à ses dangers : il peut user de sa liberté jusqu'à l'excès, à ses risques et périls. L'accomplissement normal de sa destination dépend de l'influence réciproque et harmonique d'un corps et d'une âme, car nous l'avons défini : « une intelligence servie par des organes ». Pour que nos appétits se trouvent satisfaits selon les lois de la nature, il faut que la raison guide la volonté. Si l'instinct prend le dessus pour servir plus volontiers un de nos appétits, celui-ci, devenu passion, prédomine au détriment des autres : les passions ne sont que des besoins déréglés. Nos appétits peuvent rentrer dans trois grandes classes : besoins matériels pour l'entretien de l'existence; désir d'émotions et de jouissances; aspirations vers l'idéal.

La passion de l'ivresse à tous degrés provient toujours, dans le commencement du moins, d'un manque d'harmonie, d'équilibre, entre nos appétits naturels et les conditions de l'existence. La plupart des drogues enivrantes ont été employées d'abord dans un but tout autre que celui qui s'est vulgarisé dans la suite. Les Polynésiens donnaient le kava aux guerriers pour les animer au combat; le Vieux de la Montagne faisait prendre du haschisch à ses sectaires pour les exciter au meurtre; le bétel, l'opium, le tabac, ne furent employés, à l'origine, que comme médicaments. Nicot ne voulait introduire chez nous, sous le nom d'herbe à la Reine, qu'un remède favori des Indiens, qui cependant l'avaient déjà détourné de son usage primitif. Le vin et les autres boissons fermentées trompent aisément sur leurs qualités dangereuses, et leur principe actif, l'alcool, demeura longtemps sous le monopole des apothicaires.

Sans suivre dans leur évolution envahissante la marche des enivrants à tous degrés, prenons les choses telles que nous les trouvons aujourd'hui, et voyons comment s'établit et se répand leur usage. Choisissons, si vous voulez, pour type le tabac.

On fume par imitation, par fanfaronnade ; l'adolescent trouve dans son premier cigare — à part les angoisses de l'initiation — une satisfaction multiple : s'émanciper en dépit des prohibitions paternelles, jouer à l'homme en cherchant au coin de la lèvre une moustache qui viendra ; poser devant ses camarades pour l'indépendance, le sybaritisme, la virilité précoce. Les individus indolents, passifs, n'éprouvent guère ces excitations de l'amour-propre, ces impatiences de l'âge pubère, ou du moins ne s'en rendent pas compte ; mais ils n'en font pas moins comme les autres : ceux-là fument parce qu'ils voient fumer.

Même chez les peuples civilisés, chez ceux où l'activité humaine dispose de mille moyens pour s'exercer avec profit, beaucoup de gens fument par désœuvrement ; ils demandent au tabac un remède contre l'ennui, ils l'appellent à leur aide pour « tuer le temps ». Hélas ! ils ont affaire à trop forte partie ; on ne tue pas le temps avec des bouffées de tabac, mais chaque bordée tirée contre lui diminue d'autant le cours de notre existence ; nous n'arrivons qu'à nous tuer nous-mêmes. Au moins l'homme de Molière savait se désennuyer sans s'empoisonner : il se contentait de cracher dans l'eau « pour faire des ronds ».

On dira : Le tabac, pour bien des gens, est une consolation ; il fait oublier, il endort la douleur. Soit ; mais n'y a-t-il pas à votre portée des consolations plus nobles ? ne vous fait-il pas oublier avec les chagrins le remède que vous y pourriez apporter ? n'endort-il pas avec la douleur l'énergie qui vous la ferait supporter en vous ouvrant d'autres voies ?

De quelque manière que nous envisagions l'usage des excitants, nous arrivons à nous convaincre qu'il répond au besoin réel de remédier à un manque d'équilibre de notre manière d'être, maladie, souffrance, chagrin, absence d'idéal. Mais, à ce besoin réel, ne pouvons-nous donner une satisfaction innocente et féconde ? Je crois que, après avoir réfléchi, personne ne le niera. Les excitants ne sont pas indispensables, ils ne sont pas utiles, ils sont toujours dangereux. C'est à l'usage des drogues enivrantes que nous devons surtout les désordres physiques, intellectuels, moraux et sociaux dont s'effrayent à bon droit tant de bons esprits, et dont on cherche malheureusement le remède dans des palliatifs ou des correctifs, faute d'oser s'en prendre aux causes mêmes qui nous font sentir leur tyrannie jusque dans notre révolte contre leurs effets.

J'ai insisté à dessein sur la description des symptômes qui accompagnent, chez les novices, l'essai des substances excitantes. C'est à cette période qu'il faut se reporter pour apprécier leur action, pour se rendre compte de l'influence qu'exerce sur les fonctions, sur les facultés, sur la durée de la vie, un agent capable de troubler également la vie matérielle et l'intelligence. L'ivresse, nous l'avons constaté, est un commencement d'intoxication ; prolongez-la et augmentez les doses, l'empoisonnement sera manifeste ; continuez, et la scène se terminera par la mort. Nos organes sont disposés de telle sorte, qu'ils continuent de fonctionner dans des conditions anormales : il s'établit alors ce qu'on appelle l'assuétude, l'accoutumance, mots trompeurs, parce qu'ils ne représentent que l'apparence des choses. Toute fonction qui s'exerce d'une façon anormale influence l'organe dont elle dépend, puis est modifiée à son tour par l'organe ; cette action réciproque, accumulée, entraîne forcément, au bout d'un temps plus ou moins long, une altération matérielle de l'organe et une modification correspondante de la fonction. La nature ne perd point ses droits ; la machine humaine ne se plie qu'accidentellement à nos fantaisies. Nous nous illusionnons sur les conséquences de notre témérité, parce que nous n'en sommes pas immédiatement punis, tandis que nous évoquons à notre gré des sensations agréables. Le plaisir qu'elles nous procurent nous circonvient, nous aveugle, si par hasard nous cherchons la vérité. Juges complaisants et intéressés, nous allons au-devant des excuses et des circonstances atténuantes. Nous voyons chacun faire comme nous et vivre, — tant bien que mal, — cela suffit pour nous rassurer. Nous traitons volontiers d'esprits chagrins ceux qui nous crient : « Casse-cou ! » A tous les arguments, nous opposons cette dangereuse banalité : Nous usons modérément ; ne blâmez que l'abus.

Mais qui pourra jamais établir la ligne de démarcation entre l'usage et l'abus ? L'intempérance, dissimulée par l'habitude, prend de faux airs de modération, et la sensualité trouve toujours qu'elle n'est pas satisfaite. Il existe certainement quelques individus qui possèdent assez d'empire sur eux-mêmes pour régler sûrement l'usage qu'ils font de chaque chose. Pour ce qui les concerne isolément, fumer un cigare

ou boire un petit verre n'entraîne pas des conséquences bien fâcheuses, mais ils ne peuvent répondre
d'eux-mêmes que pour un avenir très-limité. Il y en
aura parmi eux à qui les circontances, l'assuétude, la
propension instinctive à intensifier les impressions
feront augmenter la dose d'excitant, jusqu'à ce qu'ils
perdent leur rang parmi ceux qui se vantent d'user
sans abuser. Mieux vaut donc, même pour ce petit
nombre, éviter la tentation que prétendre régler ses
résultats.

N'avez-vous pas remarqué d'ailleurs combien sont
élastiques ces mots : usage, abus ? Si vous demandez à
un émérite buveur de bière la limite raisonnable
dans l'usage de sa boisson favorite, il la fixera, de
très-bonne foi, à cinq ou six litres par jour, et con-
damnera comme abusive l'absorption de vingt-cinq à
trente litres, quantité que dépassent certains buveurs
renommés. Tel manœuvre suédois se croit sobre s'il
ne boit qu'une bouteille d'eau-de-vie par jour.

Seul le physiologiste est compétent pour résoudre
la question. Se plaçant au-dessus de toutes les considérations intéressées des passions, des préjugés, il ne
juge qu'au point de vue de la santé, de l'harmonie des
fonctions et de la longévité. Ferme sur ce terrain, il
vous dit : L'abus des excitants commence aussitôt qu'ils
apportent un trouble quelconque dans les fonctions
du corps ou de l'esprit. Telle est la règle absolue,
contre laquelle aucun sophisme ne saurait prévaloir.
Or, en présence de cette règle, ne sommes-nous pas
obligés d'avouer que l'abus commence avec l'usage ?

Ayons donc le courage d'être logiques. Plus de
réserves intéressées, de compromis, de demi-mesures,
de complaisances et d'accommodements.

Les statistiques nous démontrent que l'usage des

excitants augmente dans une effrayante proportion les cas de paralysie, de folie, de suicide, de crimes contre les personnes. Leur usage, à tous degrés, entraîne des maladies du corps et des troubles de l'intelligence. Ils figurent au premier rang parmi les causes qui abrègent la vie humaine dans les proportions que nous avons déplorées. Ceux qui avaient pour mission d'établir une enquête nous indiquent le mal ; à nous d'appliquer les remèdes ; on nous signale l'ennemi, courons dessus.

Lorsqu'une épidémie s'abat sur une nation, lorsqu'une simple épizootie sévit sur les troupeaux, chacun rivalise de zèle pour conjurer le péril ou limiter le sinistre. Aucune mesure ne semble vexatoire ; on ne discute pas : on agit. C'est que, dans ces calamités périodiques, les esprits sont vivement frappés par la marche rapide du fléau, l'imminence du danger, le nombre des victimes. Si le nombre de décès qui survient en quelques semaines se trouvait réparti entre quinze ou vingt ans, si la mort, au lieu d'être soudaine, n'était que le dernier acte d'une longue maladie, on y deviendrait aussi indifférent que nous laissent les milliers de victimes moissonnées par la fièvre typhoïde et la phthisie pulmonaire.

L'habitude de voir tout le monde faire usage d'excitants, leur innocuité apparente, le plaisir sensuel qu'ils nous procurent nous empêchent d'apprécier leurs ravages. Montaigne a dit : « Tout le mal, chez nous, vient d'ânerie. » Le mot peut s'appliquer à tout. Nous avons fait des drogues excitantes, enivrantes, nos commensaux ; nous leur attribuons volontiers une part de notre santé, de notre belle humeur, de notre esprit, voire même de notre affectivité ; il faut vraiment être bien sûr de soi pour dénoncer ces

ennemis intimes : ce n'est que par des preuves irré-
cusables que l'on peut espérer convaincre ceux à qui
l'on conseille de renier ce qu'ils ont adoré. C'est la
tâche de l'hygiène.

Il lui appartient de montrer les dangers qui accompagnent toujours les excitants et de signaler comment on peut remplacer ces agents de destruction par
des moyens naturels, élevés, utiles, de satisfaire chez
l'homme, à tout âge, les besoins matériels, le pen-
chant pour le plaisir et la tendance vers l'idéal.

Dans le principe, c'est toujours comme pis-aller
que l'on recourt aux excitants. On y est conduit d'ordinaire par un besoin physique, un instinct, résultant
d'un désordre des fonctions : ainsi l'alimentation
insuffisante conduit tout naturellement à l'usage de
l'alcool. Celui-ci devient souvent, il est vrai, l'aliment
de la paresse et de la débauche ; mais, dans un très-
grand nombre de cas, c'est l'alimentation insuffisante
qui amène une lutte inégale entre le pain et l'alcool,
entre le bien-être et l'ivrognerie.

Supposez un ouvrier sobre, rangé, fort contre les
exemples et les invitations de ses camarades, — il y
en a beaucoup comme cela, — obligé de nourrir une
famille nombreuse avec un faible salaire. Arrive
l'hiver : la dépense, déjà réduite au minimum, augmente un peu pour le chauffage et l'éclairage; il faut
retrancher sur la nourriture déjà insuffisante et se
priver du vêtement chaud que réclame la saison. Un
matin, à l'atelier, il se sent faible. Un camarade qui
le voit moins vif à l'ouvrage l'invite à prendre un
petit verre « pour se donner de la force et se réchauf-
fer ». Le petit verre, c'est le coup de fouet au cheval :
il produit le coup de collier. Demain, on en prendra
un autre, — toujours pour le bon motif ; — puis il en

faudra deux par jour, trois, quatre.... Notre ami deviendra buveur d'eau-de-vie. C'est faute de pain et de viande qu'il en est venu là. Et maintenant il n'a plus d'appétit, même pour sa maigre pitance, de sorte qu'il est condamné à boire encore pour ne pas mourir d'inanition ; il se tue par l'alcool pour ne pas mourir de faim, et il arrive à dépenser en alcool bien plus qu'il ne faudrait pour acheter le surcroît d'aliments qui lui a fait défaut. Et cet homme jauni, desséché, tremblant, débile, dont vous vous éloignez avec dégoût, a laissé dans sa mansarde une famille ; l'argent a manqué, la maladie est venue, tous sont dispersés par l'assistance publique, en attendant que le père entre à l'Hôtel-Dieu, à Bicêtre ou à Mazas.

La tempérance ne peut régner que là où existent la vie de famille, un confort relatif qui permet le respect de soi et des siens, une alimentation suffisamment réparatrice, une instruction moyenne qui ouvre l'esprit aux distractions d'un ordre élevé. Répétons que l'instruction la plus élémentaire devrait accorder une large place à l'hygiène, — cette science que nous trouvons au fond de toutes les questions sociales, — afin de remplacer les banales déclamations par des préceptes bien définis, expliqués par des exemples familiers.

Le premier adversaire que nous devions opposer aux excitants, c'est l'éducation, qui fait les mœurs ; et pour auxiliaires nous lui donnerons la loi, qui les sauvegarde.

Pour demeurer dans le domaine de l'hygiène et arriver à des conclusions pratiques, essayons, prenant les choses comme elles sont, de tracer la voie pour des améliorations successives, les seules que l'on puisse raisonnablement espérer.

L'homme se tue, en grande partie, par l'usage des excitants : comment remédier à ce suicide en masse ? Parmi les excitants, il y en a qui sont particulièrement dangereux : de ce nombre sont l'alcool et le tabac. Ne pourrait-on pas s'en déshabituer graduellement par voie de substitution ? On préparerait des tabacs peu fermentés et appauvris en nicotine. Le vin, la bière, le cidre, remplaceraient l'alcool ; plus tard, le café, le thé, le maté se substitueraient au vin ; enfin on remplacerait sans effort des infusions de plus en plus légères de ces plantes par d'autres infusions simplement aromatiques ou par de l'eau pure. Notez que cette substitution s'établit d'elle-même dans bien des cas ; ainsi, parmi les soldats qui reçoivent une ration journalière de café, un bon nombre n'éprouvent plus le besoin de boire de l'eau-de-vie.

La contagion de l'exemple, même restreinte par l'absence d'attrait sensuel, entraînerait rapidement, surtout sous l'influence directrice des femmes. Par un heureux retour, on verrait abandonner une dangereuse forfanterie et faire consister le point d'honneur à être sobre.

Mais la sobriété est une résultante. Nous avons vu que l'homme s'en écarte à la poursuite d'un élément de bien-être qui lui fait défaut. C'est un point qu'il ne faut jamais perdre de vue toutes les fois que l'on cherche à modérer ou à supprimer l'usage des excitants. Pour ramener l'homme moral à sa condition normale, commencez par assurer les conditions régulières de sa vie physique : et, en étudiant la question, vous serez surpris de voir combien l'alimentation influe sur la morale. Depuis que l'on répète le conseil : « Un esprit sain dans un corps sain, » on n'insiste pas assez sur les rapports qui s'établissent entre l'esprit et un estomac à jeun. Le pain quotidien, la ration alimentaire d'entretien et de travail, voilà ce qu'il faut assurer avant tout. Le corps bien nourri n'appellera pas à son secours les excitants pour tromper la faim, galvaniser les muscles, produire une chaleur éphémère, ou émousser les sourdes douleurs de l'ination. Mais ce n'est pas tout. Si le travail manuel n'y pourvoit pas assez, le besoin d'activité physique — qu'engourdissaient les excitants — trouvera dans l'exercice rationnel ou dans les jeux une légitime satisfaction. L'esprit et le cœur ont soif d'émotions, d'impressions, d'épanchements : tout cela existe dans la vie de famille, les plaisirs du foyer, les amitiés honnêtes. Nous admettons qu'il y a en outre chez l'homme, dans toutes les conditions, quelque chose qui l'attire vers l'inconnu, sentiment religieux, aspiration vers l'idéal. A quelque degré que ces sentiments existent, ils sont naturels, et, faute d'aliment, ils dévient, se transforment, se pervertissent, ou plutôt prennent le change et s'égarent dans les illusions décevantes des inébriants. A ce danger opposons un sens moral affermi par l'éducation et par l'exemple, un sentiment élevé du bien et du beau développé par les livres, les théâtres, les œuvres d'art.

Il n'y a rien dans tout cela qui ressemble à des utopies. Ce ne sont pas les bonnes volontés qui font défaut, mais l'ensemble dans l'effort. Nous souffrons tous d'un mal chronique, héréditaire, encouragé par le fisc, propagé par l'éducation et les mœurs, réglementé par les lois. Nous ne demandons pas mieux que de guérir, mais il manque une direction venant d'en haut pour opérer graduellement les réformes, et une sanction de la loi pour contraindre, dans une certaine mesure, ceux que n'entraînerait pas l'exemple.

Aussi longtemps que l'homme usera d'excitants, sa régénération physique, morale et intellectuelle demeurera impossible ; il lui faudra se résigner à une vie courte, maladive et tourmentée. Il ne tient qu'à lui de revenir au type normal, de rentrer dans les voies de sa destination et d'atteindre la longévité de sa race : il y arrivera par les moyens que nous venons de passer en revue. Heureux le peuple qui, rompant avec les préjugés de la routine, aura le courage d'entreprendre cette croisade contre les drogues empoisonneuses, pour fonder sur l'hygiène sa force et sa grandeur ! Pourquoi la France, à qui le monde doit tant de nobles initiatives, ne prendrait-elle pas en main cette cause de l'humanité ?

XVI

Comment on devient centenaire.

La Providence a créé l'homme avec la force de vitalité nécessaire pour durer un siècle dans les conditions ordinaires et pour dépasser notablement cette limite lorsque les circonstances lui sont exceptionnellement favorables. Par conséquent, si nous vivions selon les lois de la nature, nous n'aurions pas besoin de nous préoccuper de savoir comment on devient centenaire, il nous suffirait de laisser se dérouler paisiblement la suite de nos jours. Mais à la vie normale pour laquelle nous sommes faits nous avons substitué une vie factice qui change complétement nos conditions d'existence. Habitués à voir autour de nous la plupart des hommes terminer prématurément leur carrière, nous avons fini par croire que la règle est de mourir jeune, et nous avons cherché des secrets de longue vie, tandis que, pour atteindre le but de nos désirs, il suffirait de ne pas en abréger notre existence.

Toutefois nous sommes obligés de reconnaître que dans l'état actuel de la société il ne dépend pas de nous d'éliminer toutes les influences qui conspirent contre notre longévité. L'ignorance des lois de la vie et des principes de l'hygiène est une des plus nuisibles, parce qu'elle nous maintient dans une apathie fataliste. Mais il ne nous suffit pas d'acquérir sur ces sujets les notions indispensables pour en assurer l'application. Pour quelques-uns, elle est rendue à peu près impossible par la pression des difficultés matérielles. Il y a des obstacles sociaux que la société seule peut faire disparaître. Toutefois, même dans les conditions les plus difficiles, l'effort individuel profite certainement à son auteur.

Parmi les influences qui dominent notre vie en dehors de notre volonté figure en première ligne l'hérédité. Nous apportons en naissant certaines dispositions physiques et même intellectuelles que l'éducation, la volonté, peuvent modifier, mais non détruire. De parents sains naissent des enfants robustes ; de parents maladifs ou débiles proviennent des descendants chétifs. Les parents transmettent les germes d'un grand nombre de maladies contre lesquelles la vie de leurs enfants n'est qu'une lutte inégale dont l'effort ne peut retarder de beaucoup une défaite inévitable. Par conséquent, la première condition de longévité, c'est de naître de parents sains. Malgré les perturbations apportées dans notre mode d'existence, on constate que la longévité est très-souvent héréditaire. Jenkins, qui mourut à 169 ans, avait des fils de 102 et de 108 ans; quand Surrington mourut, son fils aîné avait dépassé la centaine ; la famille de Thomas Parre, qui mourut d'indigestion, mais non de vieillesse à 152 ans, comptait quatre générations marquées par des vies de 112, 113 et 124 ans ; son fils est mort à 127 ans.

Si les familles réfléchissaient aux conséquences de l'hérédité, on verrait moins de ces mariages dits « de convenance » pour lesquels on s'attache à établir une juste balance des intérêts matériels sans prévoir le triste héritage de maladies et d'infirmités qui résulte de l'ignorance ou de l'imprévoyance des parents.

Pour devenir centenaire, il faut donc, en règle générale, être issu de parents sinon très-robustes, au moins exempts de maladies transmissibles. L'hygiène du premier âge contribue puissamment à assurer une vie saine et de longue durée : il appartient aux parents, aux mères surtout, de favoriser le développement normal de l'enfant. Ce n'est que dans l'adolescence que nous commençons à prendre le contrôle de notre vie, c'est à partir de ce temps que nous sommes responsables de nos habitudes, de nos actes, dans leurs relations avec la durée de notre existence. Cette intervention de notre personnalité libre peut être heureuse ou fatale. Par elle, nous combattons des prédispositions dangereuses ou nous compromettons follement l'avenir. Dès cette époque, nous faisons notre vie. L'influence éducatrice, dirigeante, ne suffit plus : notre coopération voulue, réfléchie, est indispensable. Les bons conseils peuvent beaucoup, les bons exemples bien plus encore, mais cela ne suffit pas. Nous ne saurions coopérer à une œuvre dont nous ne connaissons ni le but ni les moyens d'action. Pour que l'adolescent se prépare à devenir centenaire, il doit savoir qu'il dépend de lui de réussir; il doit connaître les conditions, le programme à suivre, ce qu'il importe de faire et d'éviter : c'est dire que l'on devrait donner une large place à l'hygiène dans l'éducation à tous degrés. Il ne suffit pas de livrer à l'adolescent un traité contenant une sèche énumération de préceptes : à cet âge, de tels livres ne servent à rien; pour l'intéresser, parlez à son esprit, à son cœur, à ses espérances; au texte toujours un peu froid joignez des commentaires appropriés au tempérament, aux dispositions de chacun, appuyez-les d'exemples familiers qui gravent le précepte dans la mémoire et dont l'image demeure comme un encouragement ou un avertissement continuel.

Sans la tempérance et la sobriété, la jeunesse ne transmettra pas à la virilité un corps et un esprit préparés à fournir une longue carrière. Que chaque âge ménage pour celui qui le suit le trésor de la vie. Craignons d'anticiper sur la part réservée à chaque période de notre existence, car nous payerions cher, dans un âge avancé, les dettes follement contractées pendant la jeunesse. Le cardinal de Salis, mort à 110 ans, disait à ses amis : « Si j'ai mené, jusqu'à un certain point, la vie d'un vieillard dans ma jeunesse, j'en suis bien dédommagé en me retrouvant encore jeune dans ma vieillesse. » Une jeunesse livrée aux passions ne saurait préparer une puissante et féconde virilité, une longue et robuste vieillesse. Les passions mauvaises résultent d'une déviation de nos facultés, ce sont des forces détournées de leur but, perverties par un emploi abusif. A nous donc de veiller à la direction que nous laissons prendre à nos forces, à nos sentiments, à nos aspirations : à nous de régler notre vie de manière à nous écarter le moins possible du type normal dont les sociétés civilisées tendent à s'éloigner de plus en plus. Le modérateur de la fougue des jeunes années, c'est le travail, sauvegarde du présent, garantie de l'avenir. Éluder cette loi providentielle, c'est travailler à notre destruction. L'oisiveté est impuissante même à se faire durer. Si par exception elle ne dégénère pas en vices, elle engendre l'ennui, qui rend fastidieux les jours à mesure qu'il les abrége ; elle produit l'hypochondrie, abâtardissement de l'esprit qui prépare la caducité du corps.

Même en nous plaçant à un point de vue purement égoïste, nous devrions donc chercher dans une vie occupée les moyens les plus simples d'obtenir la longévité. Mais, par une admirable gradation des devoirs et des récompenses, il arrive que plus élevé est le but du travail, plus intense notre ambition de remplir notre tâche, mieux nous nous sentons disposés à continuer l'effort qui semble retremper son énergie dans sa propre activité. Il y a en nous un besoin instinctif d'action, de manifestation, dont l'emploi intelligent, raisonné, donne satisfaction au sens intime du beau et du bien, élève l'esprit, tient en haleine la force physique, en proportion de l'importance de l'objet qui nous occupe et du zèle que nous déployons. Donner un but élevé à sa vie, c'est un des bons moyens d'en assurer la durée.

Mais n'allons pas confondre avec une noble et haute aspiration la satisfaction de nos rêves ambitieux. Les vies les plus méritoires sont souvent les plus obscures ; les plus brillantes épuisent prématurément ceux que les passions entraînent ; rien de plus vrai que ces expressions : « dessécher d'ambition, » — « se consumer d'envie. » La régularité des habitudes, le calmo dans l'accomplissement du devoir, la sérénité d'une bonne conscience contribuent puissamment à maintenir dans un heureux équilibre l'activité du corps et de l'esprit. Si le contentement né de nous-mêmes et des circonstances extérieures devient assez intense pour constituer ce que nous appelons le bonheur, condition tout à fait relative, bien-être spirituel et moral, cet état idéal de l'existence favorise singulièrement sa durée. La joie est un excès de bonheur, une ivresse de l'esprit, par conséquent une cause d'affaiblissement pour peu qu'elle soit intense et se renouvelle à courts intervalles; la tristesse, au contraire, est une sorte de léthargie morale, qui diminue la vitalité et par sa continuité arrive même à la suspendre. Les passions tristes sont éminemment dépressives : « mourir de chagrin » n'est point, hélas ! une métaphore. Louvois mourut du regret d'avoir déplu à Louis XIV ; Fernel ne put survivre à la douleur que lui causa la mort de sa femme : que ce soit vide du cœur ou ambition déçue, une chimère ou une sainte douleur, l'effet est le même. « De la gaieté, de l'exercice, point d'excès, et... moquez-vous de moi ! » disait un vieux médecin. Oui, la gaieté douce contribue à conserver la santé et, par suite, à prolonger la vie. Héraclite, qui ne sourit jamais, mourut éthique à 60 ans, tandis que son collègue en philosophie, Démocrite, le bon vivant, vécut gras et dispos jusqu'à 104 ans. Mais le bonheur tel que nous l'entendons n'est pas incompatible avec une vie en apparence triste et malheureuse. La conformité à sa position, la résignation qui adoucit les chagrins inévitables, — la foi surtout, source de toute espérance, — suffisent pour éloigner la tristesse et pour faire naître d'intimes bonheurs dans les âmes bien préparées. On

peut expliquer ainsi la longévité monacale, mal
les privations et les austérités du cloître. Saint Antoi
Théodose le cénobite, saint Jean le silencieux, sa
Paul l'anachorète ont vécu plus d'un siècle.

Les anciens élevaient des statues au mariage a
cette inscription : « A l'hymen qui retarde la vi
lesse. » C'était rendre un juste hommage à sa bi
faisante influence. Il est certain que, parmi les p
sonnes que nous avons citées pour leur remarqua
longévité, la plupart s'étaient mariées une ou p
sieurs fois. Cottrel, de Philadelphie, qui mouru
120 ans, laissait une veuve de 115 ans qui ne lui s
vécut que trois jours. Un paysan polonais dont
père avait vécu 150 ans se maria pour la premi
fois à 30 ans et mourut dans sa 156ᵉ année, laiss
une veuve centenaire. Sans rechercher les cas ext
ordinaires de longévité dans la vie conjugale, il su
de consulter les statistiques pour établir que, p
l'homme comme pour la femme, la moyenne de
vie est plus élevée chez ceux qui sont mariés
chez les célibataires. Rien de plus naturel que
résultat. Le mariage assure la vie régulière, la mo
lité, l'abstention des excès de toute sorte ; il offre
but élevé à l'activité physique et morale, satisfai
besoin d'affection, comble les justes espérances, en
tient de nobles ambitions, apporte d'incomparal
éléments de bien-être, de stabilité ; la Providenc
réuni dans cet état tous les bonheurs compati
avec la nature et la destination de l'homme ; on p
dire qu'un contrat de mariage est un brevet de l
gue vie.

Cicéron a résumé ainsi ses idées sur l'hygiè
« On conserve la santé par une bonne étude de
tempérament, par la connaissance des choses

lui sont utiles ou nuisibles, par la modération dans la nourriture et dans les précautions même, par l'éloignement des plaisirs et en dernier lieu par l'art des médecins. » Pour dater de loin, ce programme, vous le voyez, n'en est pas moins assez complet. Le mot de la fin n'est point dit dans une intention satirique; c'est la conclusion très-naturelle et très-logique de ce qui précède. Il pourrait être curieux de rapprocher de cette phrase si pleine d'enseignements les opinions de quelques modernes pour en faire mieux ressortir la sagesse. Raspail a dit : « L'hygiène préserve de la médecine. » Hoffmann, plus autorisé, terminait son énumération des règles de la santé par ce conseil : « Fuir la médecine et les médecins. » A un jeune praticien qui se plaignait de l'insuffisance de nos moyens thérapeutiques, Magendie répondit tout simplement : « N'avez-vous donc jamais essayé de ne rien faire? » Enfin, un homme non moins célèbre et qui avait poussé fort loin le zèle de la médecine militante, Broussais, disait à son lit de mort : « Je laisse après moi trois grands médecins... l'eau, l'exercice et la diète! »

Que devons-nous conclure de ces opinions, paradoxales en apparence? Sont-ce d'ingénieuses épigrammes ou de spirituelles boutades permises seulement à ceux dont une féconde carrière a prouvé, de la manière la plus éclatante, l'utilité de la médecine? Hoffmann, Magendie, Broussais, n'auraient pas compromis la dignité de leur profession pour le plaisir de dire un bon mot; ils ont voulu seulement renfermer dans un trait spirituel des conseils éminemment pratiques que nous pourrions traduire ainsi : l'avenir de la médecine est plutôt l'art de préserver la santé que de guérir les maladies; — en dehors d'une bonne hygiène, les médicaments sont à peu près insignifiants ; — il faut savoir composer avec ses infirmités, ses petites misères.

Oui, en soignant notre santé, nous nous évitons la peine de soigner plus tard des maladies. Lorsque nous sommes atteints d'un malaise qui résulte d'habitudes antihygiéniques, la pharmacie est impuissante à le faire disparaître. De plus, il y a une foule de petits maux qu'il vaut mieux supporter que de chercher à les combattre. Ce ne sont pas des maladies à proprement parler, mais les manifestations d'une constitution délicate. Or petite santé bien dirigée va loin, surtout si elle prend l'hygiène pour guide. Mais lorsqu'une véritable maladie se déclare, il n'y a pas un moment à perdre, vous devez reconnaître votre incompétence absolue pour la discerner et la combattre, appeler le médecin, qui seul pourra juger, prescrire et vous faire traverser heureusement la crise qui menaçait votre existence. Par conséquent, bien se servir de la médecine est un des moyens de s'assurer une longue vie.

XVII

Le bonheur des vieux ans.

A toute époque et dans tous les pays, nous trouvons qu'une longue vie est considérée comme un présent du Ciel, que l'on reconnaît aux vieillards un caractère auguste et sacré. Les récits bibliques nous montrent fréquemment le don de longue vie accordé comme récompense du respect des enfants pour leurs parents. Chaque langue possède des expressions familières de bienvenue ou d'adieu, de remerciements ou de souhaits, qui se rapportent à cette appréciation universelle de la vie, présent, émanation, image de la divinité, manifestation la plus haute de sa puissance, promesse d'une existence plus complète dont nos joies, nos aspirations, ne sont pour ainsi dire que le reflet.

Pour que la vie se perpétuât chez l'homme, intelligent et libre, il fallait qu'elle fût aimable, qu'en dehors même des satisfactions de toutes sortes qu'elle peut procurer à l'esprit ou aux sens, le seul fait de vivre constituât un état agréable. Aussi la vie est-elle un bien en elle-même, indépendamment des mobiles qui nous la font apprécier et chérir à des degrés divers selon les temps, le milieu, les circonstances qui en font varier les conditions. Prolonger la vie terrestre, en faire le long prélude de l'existence immortelle, a été toujours et partout le souhait, le rêve de l'humanité. Aussi Dieu loua Salomon de lui avoir demandé la sagesse plutôt qu'une longue vie, et lui accorda tous les autres biens de ce monde par surcroît.

C'est donc un sentiment inné qui nous fait aimer la vie et souhaiter d'en prolonger la durée. Ouvriers d'une tâche toujours inachevée, nous poursuivons sans cesse le but de notre destination, idéal auquel nous avons donné pour symbole le devoir. L'esclave maudit le labeur imposé à sa faiblesse et à son ignorance, pour lequel on n'utilise en lui qu'une force semblable à celle d'une machine ou d'un animal. L'homme libre aime sa tâche, il la comprend, c'est le grand œuvre universel auquel il s'associe, il coopère à l'harmonie providentielle des choses créées, il collabore avec Dieu!

Pendant la période la plus active de la vie, nous profitons de ses bienfaits sans les comprendre; nous jouissons de ses plaisirs sans les analyser; le bonheur de vivre nous semble aussi naturel que de respirer et de voir la lumière. Mais plus tard, lorsque sont calmées les ardeurs de la lutte, que l'effort même du combat nous impose un temps d'arrêt, que nous pouvons enfin nous recueillir dans le calme d'une force sûre d'elle-même, nous jugeons mieux la vie dans le passé, nous l'apprécions mieux dans l'avenir; ce calme nous élève au-dessus des petites misères dont nous faisions de grands chagrins, nous fortifie contre les douleurs vraies. Alors nous comprenons mieux les bons côtés de la vie, la sérénité de l'esprit permet d'analyser ses avantages, l'expérience du cœur rend plus sensible à ses plaisirs : le vieillard a conscience du bonheur.

Jeunes, nous nous élançons en conquérants dans la vie, guidés par l'idéal à la poursuite d'un rêve : tout le bonheur alors, c'est l'espérance. Plus tard, nous contemplons les images vraies du passé, nous rappelons à coup sûr d'agréables émotions, le bonheur renaît à volonté dans le souvenir.

Chez le vieillard, le cœur est arrivé à sa perfection, l'esprit a toute sa noblesse, le jugement a toute sa rectitude; l'expérience lui donne les deux grandes qualités nécessaires à la conduite des hommes : la force et la douceur. A lui appartient de droit l'administration de la famille et le gouvernement de l'État. Chez les Lacédémoniens, les magistrats s'appelaient « les anciens », parce qu'on les choisissait parmi les vieillards. Il serait facile de prouver par l'histoire que les peuples les plus vertueux et les plus heureux furent ceux qui confièrent le pouvoir aux anciens ou dont les chefs furent inspirés par eux. Dans une pièce représentée à Rome sous Trajan, on trouve ces lignes toujours vraies : « Dites-moi comment votre république si puissante a été détruite ? — Parce que la tribune se trouva livrée à des harangueurs ignorants et tout jeunes. »

Il est vrai que les infirmités, la faiblesse physique, l'apathie morale, condamnent souvent les vieillards à une vie purement végétative ; mais cette décrépitude anticipée n'est point naturelle : c'est le résultat des écarts de la jeunesse ou de l'âge mûr. Surtout pour ce qui concerne l'intelligence et les facultés de l'esprit, la règle est que leur puissance augmente même pendant la vieillesse et se maintient presque jusqu'aux limites naturelles de la vie humaine. Caton plaidait, à 86 ans, avec la verve et l'énergie d'un jeune homme ; Théophraste composa son livre des *Caractères* à 99 ans ; Sophocle avait plus de 80 ans lorsqu'il écrivit *Œdipe à Colone*. Parvenu à l'âge de 95 ans, Cornaro, qui devait à une stricte observance de l'hygiène la conservation d'une vie condamnée à 40 ans par les médecins, écrivait dans ses lettres sur l'art de vivre longtemps : « Je me porte bien, je suis heureux, gai, content, je ne cesse de louer la divine majesté des grâces qu'elle m'a faites, quand je vois tant d'autres vieillards accablés d'infirmités, tristes, malheureux, continuellement préoccupés de la mort. » Buffon, plein de force et de santé à 70 ans, disait avec raison à ses amis : « La vieillesse est un préjugé. » Quelle laborieuse et féconde vieillesse, que celle de Humboldt, travaillant, dans sa 89e année, au plus magnifique monument des sciences humaines, le *Cosmos !* Et Berryer, Lamartine, Villemain, Rémusat, Chevreul ! Et Guizot qui pouvait si bien s'appliquer le mot de Moncriff à Louis XIV : « Mon extrait de baptême

est vieux, mais moi je ne le suis pas. » Et Thiers, de
qui disait spirituellement la reine de Hollande : « Lui

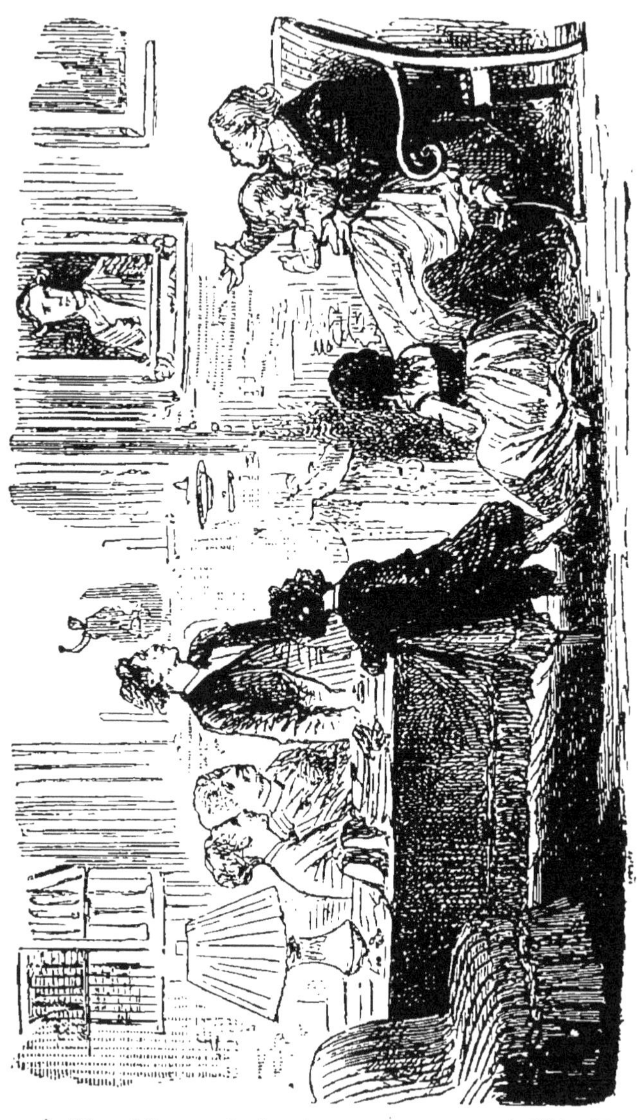

Scène de famille.

un vieillard? — Point! il n'a pas vieilli, il a vécu,
voilà tout. »

On reproche parfois aux vieillards d'être moroses, inquiets, difficiles, égoïstes : il y a dans ces reproches un malentendu doublé d'injustice. Avec un peu de réflexion, on reconnaîtrait que les défauts attribués à la vieillesse proviennent des erreurs de la société ou de ceux qui les entourent. Naturellement, le vieillard est bon, doux, patient, aimant. Il sait la valeur d'une joie et se complaît à faire éclore des sourires. Il connaît les charmes de l'affection; son cœur l'appelle et l'offre sans arrière-pensée. Son caractère se résume dans une bienveillance affectueuse, résultat de l'expérience qui rend indulgent et tendre. Même dans l'irritabilité de la souffrance, une sollicitude dévouée calme aisément l'excitation de la douleur. Est-il donc étonnant que livré à la solitude des souvenirs, dédaigné, tourné peut-être en ridicule, le vieillard s'aigrisse et, plus tard, semble justifier les critiques d'une jeunesse inconsidérée?

Pour juger le vieillard, il faut le voir dans son milieu normal, entouré du respect, de la tendresse d'enfants dont il est l'ami et le conseiller; mêlant ses cheveux argentés aux boucles blondes; enseignant la vie par l'exemple de ses vertus : génie tutélaire du foyer domestique où s'assoient avec lui l'honneur, la paix, la bonté, le devoir, la douceur, tout ce qui charme et ennoblit la vie.

O vous à qui la Providence a fait l'honneur des cheveux blancs, vous qui avez parcouru la carrière, le front haut, le cœur vaillant; vous qui avez travaillé, lutté, aimé, souffert, vous qui avez préparé les voies à ceux qui prendront votre place; vous qui leur tendez les fruits de la vie, rendus par vous plus féconds et plus savoureux; les années, en modelant vos traits, les ont empreints de force et de dou ceur, de calme et de rayonnements qui forment autour de vous comme une auréole de majesté sereine. A vous nos hommages sincères; à vous le tribut d'une vénération profonde : savourez longtemps les joies que Dieu donne à vos vieux ans.

FIN.

TABLE DES MATIÈRES

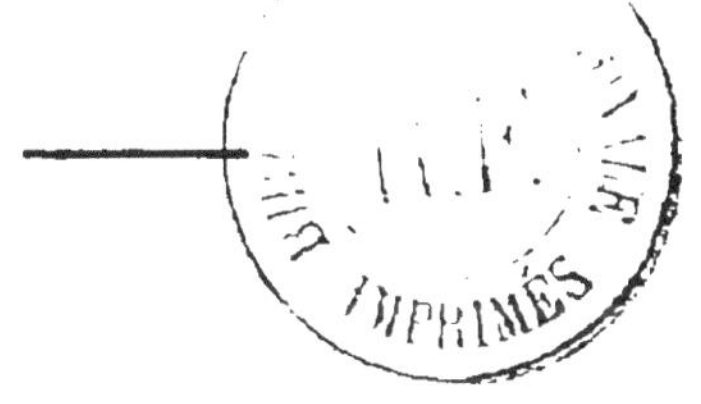

Coulommiers. — Typ. PAUL BRODARD et Cie.